实用临床护理手册

王晓靖　著

甘肃科学技术出版社

图书在版编目(CIP)数据

实用临床护理手册 / 王晓靖著. -- 兰州：甘肃科
学技术出版社,2021.7（2023.9重印）
ISBN 978-7-5424-2851-6

Ⅰ．①实… Ⅱ．①王… Ⅲ．①护理学－手册 Ⅳ.
①R47-62

中国版本图书馆CIP数据核字(2021)第140736号

实用临床护理手册

王晓靖 著

责任编辑　马婧怡
封面设计　雷们起

出　版　甘肃科学技术出版社
社　址　兰州市城关区曹家巷1号　730030
电　话　0931-2131576(编辑部)　0931-8773237(发行部)

发　行　甘肃科学技术出版社　　印　刷　三河市铭诚印务有限公司
开　本　787毫米×1092毫米　1/16　印　张　17.25　插页　1　字　数　430千
版　次　2021年7月第1版
印　次　2023年9月第2次印刷
印　数　501~1550
书　号　ISBN 978-7-5424-2851-6　定　价　138.00元

编 委 会

主　　编：冯　霞　王晓靖

副 主 编：梁　娟（急诊）　王　飞　王宏玲　张海英　赵颖英

编写秘书：周晓丰

编　　委：（以姓氏笔画为序）

马茹兰　王　云　王　婷　王秀峰　王宗慧

王彩燕　孔德华　邓顺娟　田文艳　乔够梅

庄凯鹏　刘　燕　刘枝健　李　岩　李　娟

李　静　吴　荞　宋福婷　张晓燕　陈思洁

周　军　宗雪莲　姜懿凌　袁博丽　贺雅萍

贾红梅　徐西宁　徐晓芳　郭　娅　梁　娟（ICU）

梁顺玉　董　鹤　焦红梅　滕　芳　薛晓茹

魏爱玲

序

　　护理工作是医疗卫生事业的重要组成部分，在促进人民群众健康、减轻患者病痛中发挥着重要作用。随着医学科学技术的飞速发展，人民群众的健康需求日益增长，人口老龄化社会的现状，医疗护理服务与促进健康问题日益突出。广大护理工作者面临严峻的考验与压力，迫切需要理论全面，措施可操作性强，能有效指导临床护理实践的工具书籍，以弥补护理工作中理论盲点、技能缺陷的困境。《实用临床护理手册》的编写正是适应了需求，对提高临床护理质量，指导临床实践有着重要的意义。

　　联勤保障部队第九四〇医院（原兰州军区总医院）经过近半个世纪的建设和发展，积淀了厚实的技术资源和特色品牌优势，特别是近年，医院着眼于建设一流的现代化研究型医院，大力实施规范医疗、安全医疗，医疗护理质量得到大幅度提升，医院成为中华护理学会、甘肃省护理学会、全军护理专业的专科护士培训基地。在临床护理实践方面积累了丰富的经验。本书是护理部组织全院理论功底扎实、临床经验丰富、专科技能突出的护士长和护理骨干，在大量查阅文献和借鉴其他医院做法的基础上，紧紧围绕各专科常见症状与体征，在相关因素、护理评估、护理措施等方面进行了详尽的阐述，以严谨负责的态度，完成了该书的编写工作。随着信息时代的飞速发展，让最新的服务理念与最恰当的临床实践密切结合，使知识、能力更具有实践价值，让更多的患者受益。希望该书能为临床护理实践提供科学的指导依据。护理学科的发展日新月异，在当代新的技术、知识不断涌现，该书内容也不尽全面，有待于在今后工作中加以补充和修订。

联勤保障部队第九四〇医院护理部

2020 年 12 月 1 日

前　　言

随着医学科学技术的飞速发展，专科诊疗新技术、新业务不断应用于临床，同时，随着新时代护理模式的转变和以人为本的整体护理观念的全面应用，对护士的专科知识、技术水平、业务素质、人文素养、操作能力等方面提出了更高的要求。联勤保障部队第九四〇医院护理工作者在医院推进现代化研究型医院的建设进程中，紧跟医学发展步伐，大力加强护理质量建设，不断提高护理技术水平，更新业务技能，护理质量得到明显提高。在医院护理质量不断提高的同时，全院人员的护理理念也发生了根本性的转变，为患者提供全疗程、全方位、无缝隙的护理服务，多年来得到广大患者和社会普遍赞誉。为进一步推进优质护理服务，提高护理专业技术水平，在医院领导的关心支持下，护理部组织全院各科室护士长和护理骨干，编写了《实用临床护理手册》，旨在规范临床护理行为，更好地适应医学发展和促进健康保健的需求。

本书通过常见的症状体征，提出护理问题，经过系统的身心评估、制订出有针对性的护理要点与措施，内容翔实、可操作性强。以临床实践为出发点，以指导临床护理工作为原则，以人体反应形态为根本提出护理问题，突出了连续护理评估、措施落实和全程健康教育的重要性。全书共罗列了288个护理问题，重点介绍了护理问题的相关因素、评估内容和所要落实的护理措施。本书借鉴了汉语字典的排序与查找方式，利用护理问题首字母将288个护理问题进行了排序，方便临床护士对应查找。

在编写过程中，得到了全院各科护士长、护理骨干的大力支持，并经过了各专业科室的严格把关和主副编者的多次审核校对，在此谨对所有参与者深表感谢！由于编者知识水平和视野所限，难免存在疏漏和不足，恳请专家和同行提出宝贵意见。

联勤保障部队第九四〇医院护理部

2020 年 11 月 25 日

目　　录

A

癌性疼痛

1.相关因素

（1）肿瘤直接引起的疼痛；

（2）癌细胞浸润；

（3）肿瘤糜烂、坏死与继发感染。

2.评估

（1）患者疼痛的部位、性质、程度、时间、发作规律、伴随症状及诱发因素；

（2）患者对疼痛的耐受程度；

（2）患者的体位，体位不当可能引起局部的牵拉痛；

（3）患者对疼痛的反应：情绪方面；语言、行为方面；循环系统方面，如心率、血压；呼吸系统方面，如呼吸频率、节律等。

3.护理措施

（1）记录患者疼痛部位、性质、程度、时间、发作规律、伴随症状及诱发因素；

（2）遵医嘱给予患者镇痛药，观察并记录用药后效果，并向家属交代用药后的注意事项；

（3）指导患者通过分散注意力来缓解疼痛，如看电视、听音乐、深呼吸等；

（4）协助患者采用保护性体位以减轻疼痛。

B

一、悲伤

1.相关因素

（1）患者对疾病的恐惧、担心治疗效果和预后的影响；

（2）环境改变；

（3）死亡或残障等威胁。

2.评估

（1）引起患者悲伤的因素；

（2）患者的精神状态，如紧张；患者的面部表情，如痛苦、绝望；患者的行为语言，如哭泣、多问等；

（3）患者是否有可靠的亲属和患者的社会关系；

（4）患者的心理状态及承受能力、对疾病的认知和家庭经济情况等。

3.护理措施

（1）情志护理：理解、同情、关心、安慰患者，鼓励患者表达并耐心倾听，使患者消除不良情绪与行为，在最佳的状态下配合治疗；

（2）减少和消除引起恐惧的医源性相关因素；

（3）尽量避免患者接触到抢救或危重的其他患者；

（4）鼓励家属参与、陪伴，转移患者的注意力，增强患者安全感，缓解恐惧心理；

（5）鼓励患者读书看报、听音乐、看电视及棋类活动；

（6）给予患者正确的生活指导，提高生活质量，缓解疼痛；

（7）医护人员应及时关注患者的心理变化以及情绪状态，多与患者沟通，加强心理疏导，平复其不良情绪，提高患者对医护人员的信任感。

二、便秘

1.相关因素

（1）代谢率减慢，组织消耗减少；

（2）长期卧床，应激反应，日常生活规律改变，缺少活动；

（3）中枢神经系统排泄反应障碍，脊髓损伤或病变；

（4）肠蠕动反射功能降低；年老体弱；谷类、蔬菜摄入不足；药物型，如轻泻剂使用时间过长；

（5）机械性障碍：腹部、盆腔及横膈肌等肌肉软弱；缺乏 B 族维生素，低钾；

（6）外科手术和麻醉对肠蠕动的影响；

（7）液体摄入不足；

（8）缺少隐蔽性；

（9）疼痛，害怕排便时疼痛，如：有痔、肛门疾病；

（10）怀孕。

2. 评估

（1）评估患者平时的排便形态，包括大便的次数、颜色、量和性质；

（2）了解患者排便类型：是否常用缓泻剂或者灌肠解决排便问题；

（3）了解患者的饮食习惯，液体摄入量；

（4）评估患者的活动量；

（5）评估患者近期服用药物对排便有无影响；

（6）评估患者有无痔疮；

（7）腹部检查需了解腹部外形，是否有胃肠型及蠕动波，腹部是否有肿块、胀气及肠鸣音异常情况；

（8）评估有无神经性疾病，如多发性硬化、帕金森病等。

3. 护理措施

（1）指导患者养成规律的饮食习惯，多摄取新鲜的水果、蔬菜等富含纤维的食物，如香蕉、笋类、麦片等，促进排便；多饮水，2000ml/d，可将粪便适当软化，有助于防止便秘的发生；忌烈酒、浓茶、咖啡、蒜、辣椒等刺激性食物；

（2）观察患者有无腹胀、肠鸣音降低或丧失等麻痹性肠梗阻的表现；

（3）教会并督促患者做顺时针方向（肠蠕动方向）腹部按摩，以刺激肠蠕动；腹部按摩法：患者取仰卧屈膝，放松腹部；操作者立于患者右侧，双手伸展重叠，放于右下腹部，由慢到快，由轻到重，反复按摩，以刺激肠蠕动增加；

（4）帮助患者热敷神厥穴，采用中医耳针贴敷，选穴如大肠、直肠、角窝中、皮质下等穴位，通过经络传输达到防病治病的目的；

（5）提醒患者适当活动：在病情稳定的情况下适当运动，如平卧抬腿，抬高臀部，提肛等；早期应严格控制活动量，以患者不出汗，不气喘为宜，昏迷患者应定时翻身、叩背；

（6）提醒患者排便时不要太用力，可以在排便用力时呼气，以预防生命体征发生改变；

（7）患者大便干结、排出困难时，遵医嘱给予缓泻剂和软化剂，必要时可低压灌肠；

（8）提醒患者养成良好的排便习惯，不因怕疼而拒绝排便，讲解术后排便的意义，在有便意时应及时排便；

（9）积极治疗直肠肛管疾病，消除诱发便秘的原因；

（10）当患者排便疼痛时，可在肛门涂一些润滑剂，以减轻疼痛；亦可服用大便软化剂、植物油类；

（11）长期应用止痛剂的患者遵医嘱配合使用缓泻剂；

（12）记录大便的次数、颜色、性质；

（13）排便时如果病情允许可以抬高床头，协助患者坐在便盆上排便；

（14）不习惯床上排便的患者，应向其讲明病情及需要在床上排便的理由，并提供屏风，呼叫器放在触手可及的地方，工作人员离开，避免干扰患者。

三、便秘的危险

1.相关因素

（1）进食过少，且与摄入的食物种类、性质有关；

（2）限制活动及不习惯床上排便有关。

2.评估

（1）饮食的种类、性质；

（2）环境因素、心理因素；

（3）疾病因素。

3.护理措施

（1）术前练习床上排便；

（2）提供安全、隐蔽的排便环境；

（3）协助患者采取最佳的排便姿势，以合理的增加腹内压；

（4）指导患者进行适当的腹部按摩，刺激肠蠕动，帮助排便，必要时应用缓泻剂，如开塞露；

（5）给予患者清淡易消化饮食，多吃蔬菜、水果、粗粮等。

四、病理性骨折的危险

1.相关因素

（1）骨质疏松；

（2）癌肿侵犯骨组织；

（3）病理性因素。

2.评估

（1）影响骨折的因素；
（2）患者活动能力；
（3）躯体移动障碍的程度；
（4）营养状况。

3.护理措施

（1）发生病理性骨折后，给予支具或石膏托固定，必要时抬高患肢；搬动患肢时，要多加小心，妥善扶托，避免脱位和骨折端移位；

（2）密切注意患肢末端血液循环情况，如观察局部的皮肤颜色、温度和知觉，以及手指和足趾的运动变化；

（3）必要时清洁患肢皮肤，在条件允许的情况下，给患者翻身，以防皮肤压力性损伤发生；

（4）适时进行适当的功能锻炼，根据"动静结合"的原则，在患肢固定的情况下，协助患者做轻微的功能锻炼；

（5）肢体疼痛时，可采用针灸止痛：上肢痛，针刺合谷、外关穴；下肢痛，针刺足三里、阳陵泉、解溪、内庭等穴；必要时服止痛剂；

（6）患肢固定后，应注意患者全身情况，是否有呼吸困难，局部肿胀和固定过紧的情况，并及时纠正；

（7）对骨质破坏严重或术中骨质损伤严重者，用支具或石膏托固定患肢，防止骨折发生，对股骨上端骨质破坏严重的，除固定外，还应同时牵引，以免关节脱位，造成畸形。

C

一、肠坏死的危险

1.相关因素

（1）肠壁两端完全阻塞；
（2）肠腔内压力增高，肠壁血运障碍。

2.评估

（1）腹部症状及体征变化，如肠鸣音变化、腹痛、腹胀等情况；
（2）生命体征；
（3）排便、排气情况。

3.护理措施

（1）密切观察患者肠蠕动情况，关注肠鸣音变化（肠鸣音减弱或消失常提示肠坏死）；
（2）密切观察患者腹痛、腹胀及呕吐变化：腹痛急骤发作，由阵发性腹痛转为持续性腹痛，或持续性腹痛伴阵发性加重；呕吐出现早，且持续而剧烈；腹部不对称，腹部触及有压痛的肿块；有明显腹膜刺激征，体温升高，脉搏快而微弱；患者的呕吐物、胃肠减压抽出物、肛门排出物为血性或腹腔穿刺液为血性液的；经有效胃肠减压，腹痛发作无明显减轻，输液治疗后，缺水现象无明显改善；
（3）迅速做好术前准备。

二、超重

1.相关因素

（1）遗传因素：单纯性肥胖呈一定的家族倾向；
（2）中枢神经系统：下丘脑中存在与摄食有关的神经核，如果发生病变或手术，可引起肥胖；
（3）内分泌系统：高胰岛素血症与肥胖关系密切，肥胖患者均可见血中胰岛素升高；脂肪合成代谢与雌激素有关，女性在产后、绝经期或长期口服避孕药等雌激素水平变化显著的人群中肥胖者亦增多；

（4）代谢因素：肥胖的发生可能并非完全取决于摄入多少的能量，而与能量代谢的个体差异有关；

（5）其他因素：如营养、生长因素等。

2.评估

（1）了解患者的父母是否肥胖，患者是否自幼肥胖，有无遗传倾向；

（2）注意倾听患者主诉、饮食排便的习惯、食后感觉和消化吸收的情况；

（3）了解患者有无手术史、产后情况、有无口服避孕药等；

（4）评估患者的体重是否肥胖；

（5）评估患者的心理反应与需求、家庭支持情况等。

3.护理措施

（1）指导患者科学安排每日饮食，采用合理饮食方法，每日三餐定时定量，适当增加蔬菜和粗粮，少食肥腻的食物及零食多素食；

（2）鼓励患者保持健康规律的生活习惯，根据年龄不同合理安排自己的睡眠时间；

（3）鼓励患者加强运动锻炼，经常参加慢跑、爬山、打球等户外活动，既能增强体质，使形体健美，又能预防肥胖的发生；

（4）鼓励患者保持心情舒畅，良好的情绪能使体内各系统的生理功能保持正常运行，对预防肥胖能起到一定作用；

（5）定期评估患者的营养状况及实验室检查有关指标的变化；

（6）指导患者进行体重的控制。注意减肥速度，轻度肥胖者可每月减重 0.5~1.0kg，中度以上肥胖者可每周减重 0.5~1.0kg；

（7）必要时选用药物：芬特明、安非拉酮应早晚餐前服用；服用奥利司他胶囊时肛门常有脂滴溢出，指导患者及时更换内裤，注意肛周清洁；

（8）向患者说明体重超重对健康的危害性，鼓励家属共同参与减重计划的制订；

（9）向患者讲解基本营养知识、饮食卫生，避免不良的饮食习惯；

（10）指导患者坚持运动，告知患者只有坚持每日运动方能减轻体重。

三、超重的危险

1.相关因素

（1）营养失调：当个体处于营养物质的摄入量超过代谢需要量，有超重的危险；

（2）遗传因素：显性遗传基因突变或变异；

（3）行为方式：饮食行为不良是超重发生的重要因素，如经常性暴饮暴食、喜食零食，夜间加餐等，体力活动不足使能量消耗减少；

（4）饮食因素：不良的饮食习惯如经常喜欢吃高脂肪、高热量的食品，饮食时间不规律、营养不均衡。

2.评估

（1）了解患者体内的脂肪是否在腹壁和腹腔内积聚过多；

（2）了解患者营养素及能量是否摄入过多，超过机体的需要量；

（3）了解患者的病史，是否有高脂血症和动脉粥样硬化发生的风险；

（4）了解患者是否受遗传因素影响和患者生活方式；

（5）了解患者的营养状况。

3.护理措施

（1）与患者共同探讨可能会导致其肥胖的原因；

（2）讲解基本饮食知识，使患者认识到长期摄入量高于消耗量会导致体重增加，对健康有很大危害；

（3）与医师、营养师共同制订患者在住院期间的饮食计划及减肥措施，指导患者记录一周内每日的食谱；

（4）鼓励患者健康饮食，指导患者改善进食行为的技巧，如：限定地点，餐前喝水，使用容量小的餐具，不吃别人餐具中的食品，充分咀嚼，慢慢吞咽等；

（5）鼓励患者实施减轻体重的行为。

四、抽搐

1.相关因素

（1）疾病因素：神经系统疾病、内分泌代谢紊乱、感染、电解质紊乱、酒精戒断反应、缺氧等；

（2）遗传因素：如儿童失神癫痫等；

（3）药物因素：如使用青霉素、环孢素、喹诺酮类药物等；

（4）环境因素：声光刺激、睡眠剥夺等；

（5）生活方式：紧张和心理压力，一般为暂时性的。

2.评估

（1）实验室检查患者的相关指标；

（2）引起患者抽搐的原因；

（3）评估患者的神志、抽搐性质、持续时间；

（4）询问患者以前的抽搐经历和有无受伤经历。

3.护理措施

（1）保持病室安静，避免强光刺激；

（2）将患者头偏向一侧，保持呼吸道通畅，如有呕吐物及时清理；

（3）及时复查电解质，出现异常及时给予对症处理；

（4）患者抽搐发作时应有专人守护，迅速解开患者衣扣，用包好的压舌板放入口腔内，以防舌咬伤；

（5）密切观察患者抽搐发作的持续时间、间隔时间，注意神志及瞳孔的变化，及时报告医生并详细记录；

（6）床旁备好急救物品，如吸引器、开口器、舌钳等；

（7）病室应留家属24h陪护，避免抽搐引起外伤。

五、出血

1.相关因素

（1）创伤；

（2）凝血机制异常；

（3）穿刺后伤口加压处理不当；

（4）手术过程中损伤血管及其他脏器；

（5）肿瘤压迫、瘤体破裂。

2.评估

（1）患者的生命体征；

（2）患者的周围循环表现，患者是否出现头昏、乏力、心悸、出冷汗等情况；

（3）了解患者出血的颜色、量以及持续时间；

（4）患者的用药情况；

（5）了解凝血功能。

3.护理措施

（1）评估引起患者出血的潜在原因，以便重点预防；

（2）若出血仅限于皮肤黏膜且较为轻微者，原则上无须太多限制；若血小板低于$20×10^9$/L，必须绝对卧床休息，协助患者做好各种生活护理；

（3）鼓励患者进食高蛋白、高维生素、易消化的流食或半流食，禁食过硬和过于粗糙的食物；

（4）提醒患者保持排便通畅，排便时不可过于用力，以免腹压骤增而诱发内脏出血，尤其是颅内出血；便秘者可使用开塞露或缓泻剂促进排便；

（5）皮肤出血患者的护理：保持床单平整，被褥衣服轻软，避免皮肤摩擦及肢体受压；洗浴或清洗时避免水温过高和用力擦洗皮肤；勤剪指甲以免抓伤皮肤；高热患者禁用酒精擦浴降温；各项操作动作轻柔，尽可能减少注射次数，严格执行无菌操作，局部加压时间延长，并观察有无渗血情况；

（6）鼻出血护理：指导患者勿挖鼻孔和用力擤鼻。鼻腔干燥时，可用棉签蘸少许石蜡油或抗生素软膏轻轻涂擦，防止干裂出血；少量出血可用明胶海绵或0.1%肾上腺素棉球填塞鼻腔，并局部冷敷；出血严重可用凡士林油纱条后鼻腔填塞术，术后定时用无菌液状——石蜡油滴入，以保持黏膜湿润；给予患者半坐卧位，以增加静脉回心血量，减少头颈部供血，以免加重出血；头偏向一侧，及时吸出口鼻分泌物，保持呼吸道通畅；患者鼻腔填塞后，被迫张口呼吸，应加强口腔护理，避免发生感染；

（7）口腔牙龈出血的护理：指导患者用软毛牙刷刷牙；忌用牙签剔牙，避免食用煎炸、带刺或含骨头的食物，带壳的坚果及质硬的水果等；进食要细嚼慢咽，避免口腔黏膜损伤；牙龈渗血可用凝血酶、0.1%肾上腺素棉球、明胶海绵压迫止血，并及时清除口腔内血块；

（8）关节腔出血或深部组织血肿的护理：提醒患者减少活动量，避免过度负重和易致创伤的运动；一旦发生出血，应立即停止活动，卧床休息；关节腔出血应抬高患肢并固定于功能位，局部可用冰袋冷敷或采取绷带加压包扎以压迫止血；

（9）消化道大出血的护理：①患者应绝对卧床休息，头偏向一侧，利于呕吐物排出，防止窒息；②尽快建立静脉通道，遵医嘱做好交叉配血，快速输液、输血，以补充血容量；③遵医嘱止血：胃内灌注冰盐水，局部用止血药；三腔二囊管止血，并保持其效能；注射垂体加压素；必要时做好手术准备；预防再出血：随时抽吸胃内容物，并记录量及性质；④三腔二囊管的护理：患者留置期间每隔6~12h将食管气囊放气1次，每次15~30min，以免食管和胃底黏膜因长时间压迫而使其溃烂坏死，患者留置时间不宜超过3~5d；慎防气囊上滑堵塞咽部，而引起窒息，经常抽吸患者咽部分泌物，以防吸入性肺炎的发生；加强鼻、口咽部护理，减少细菌繁殖，防止口腔黏膜溃烂感染，从鼻腔沿三腔管滴石蜡油，以润滑管道，减少刺激，避免咽部疼痛；如出血停止48~72h后，可考虑拔管，拔管前应先排空食管气囊，后排空胃气囊，再观察12~24h，如确无再出血，可嘱患者吞服石蜡油20~30ml，再将管慢慢拔出；并吸入氧气，以减轻组织缺氧；密切观察患者生命体征变化，记录24h出入量；

（10）眼睛及颅内出血护理：提醒患者保证充足的睡眠，避免情绪激动、剧烈咳嗽和过度用力排便；若眼底出血时，应减少活动，尽量让患者卧床休息，嘱患者勿揉眼睛，以免引起再出血；若突发视力模糊、头晕、头痛、呼吸急促、喷射性呕吐甚至昏迷，双侧瞳孔变形不等大，对光反射迟钝，提示有颅内出血，应及时告知医生，并做好相关急救配合；

（11）阴道出血的护理：观察患者的阴道出血量及子宫收缩情况，及早发现大出血征兆，观察分泌物的颜色、性质、气味及有无妊娠产物排出；腹痛加剧、阴道出血量增多，应立即汇报医生；协助医生做好各项检查，如B超检查、测定HCG等；减少各种刺激，避免不必要妇科检查；

（12）术后出血的护理：严密监测患者生命体征变化，发现异常及时报告医生；床旁备止血带，以备大出血时及时止血；术后24h松动引流物，并在术后48~72h取出，拔引流物时适当压迫周围组织，如出现大量积血流出，应延缓取出引流物，并立即加压包扎；遵医嘱给予止血药物，并观察用药效果。

六、出血的危险

1. 相关因素

（1）溃疡侵蚀大血管；

（2）癌肿破裂；

（3）检查、治疗因素；

（4）疾病因素。

2. 评估

（1）引起患者出血的因素；

（2）患者是否有皮下出血点、瘀斑、血肿、鼻出血及牙龈出血；

（3）患者是否有呕血、便血、血尿；

（4）患者是否有头痛、呕吐、颈项强直等颅内出血。

3. 护理措施

（1）提醒患者绝对卧床休息，保持病室环境安静；

（2）注意患者的皮肤黏膜出血点或瘀斑出现的部位、范围和时间；护理操作应动作轻柔，嘱患者避免磕碰；

（3）提醒患者应保持大便通畅，避免用力排便，必要时给予缓泻剂；

（4）观察患者的伤口敷料包扎是否完好，有无渗血、渗液，如异常应及时报告医生给予处理；

（5）出血性疾病应限制患者的活动范围和程度，避免和减少各种不必要的穿刺或注射，必要时，拔针后局部按压 5min 以上，直至出血停止；尽量避免手术治疗，必须手术时，术前应根据手术规模大小补充足够量的凝血因子，遵医嘱输入血小板及止血药物；

（6）给予患者高热量易消化饮食，避免过冷、过热、粗糙、辛辣食物及刺激性饮料，如浓茶、咖啡等；

（7）监测患者有无出血症状，如黑便、呕血等；

（8）术前护理：全面检查患者肝功能和凝血功能，如有出血倾向和低血浆蛋白者，遵医嘱执行全身支持和保肝治疗，以及给予患者改善凝血功能的药物；告知患者避免精神紧张、剧烈活动，防止出血；

（9）术后护理：监测分钟生命体征，术后每 30min/次，平稳后每 2~4h/次；严格执行补液、补血、抗感染治疗；术后保持各引流管通畅，观察引流液的颜色、量及性质，若疑有活动性出血，应立即通知医生进行处理，并做好再次手术的准备；

（10）做好患者的心理护理，帮助患者消除紧张、恐惧心理，告知患者不良的心理状态可加重病情，不利于止血。

七、穿着自理缺陷

1.相关因素

（1）神经骨骼肌肉障碍；

（2）疼痛不适；

（3）认知障碍；

（4）体力不支。

2.评估

（1）患者日常生活活动的能力，如：进食、穿衣、修饰、沐浴、如厕、移动和下床等；

（2）造成患者各种自理缺陷的特定原因，如：虚弱、视力障碍、感知障碍；

（3）患者是否需要辅助器材；

（4）患者出院后是否需要家庭健康照顾。

3.护理措施

（1）在患者穿衣时提供适当的隐蔽条件；

（2）在患者穿衣时经常给予鼓励，必要时提供帮助；

（3）鼓励患者穿较宽松的衣服，使穿脱方便和穿着舒服；

（4）患者穿衣时可以把其放在轮椅或椅子上，以便患者有依靠；

（5）建议女性患者穿前开口的胸罩、穿不用系带的鞋；

（6）提供穿衣镜，需要时帮助患者；

（7）与患者一起制订一个短期目标，以促进学习穿衣的主动性和减少失败；

（8）使用常规的护理方法，有助于患者学习和应用自理技巧；

（9）在患者活动耐力范围内，鼓励患者从事部分生活自理活动和运动，以增加患者的自我价值感；

（10）提供患者选择的机会，并让其计划自己的护理，以减轻无助感。

八、床上活动障碍

1.相关因素

（1）肌力下降；

（2）疼痛；

（3）感知或认知受损；

（4）神经骨骼肌肉受损。

2.评估

（1）患者不能有目的的床上活动；

（2）患者移动受到强制性约束，如医嘱限制活动等；

（3）患者肌肉萎缩或无力或控制能力下降；

（4）患者活动的范围是否受限；

（5）患者是否对试图移动犹豫不决；

（6）患者活动的协调功能是否有障碍。

3.护理措施

（1）向患者提供生活支持，包括洗漱、大小便、饮食、坐轮椅等，以满足患者的基本生活需要；待病情稳定后，鼓励患者用健侧肢体取物、洗漱、移动身体等；

（2）对卧床患者要保持其床褥清洁、干燥，每2h协助患者翻身1次，患侧肢体应放置功能位置，对突出容易受压部位用气垫保护，以免腰骶部皮肤被便器磨伤；

（3）病室内保持空气流通，并注意保暖，鼓励患者多咳嗽，协助患者翻身拍背并及时吸出气管内不宜咳出的分泌物；

（4）做好患者的口腔护理、防止吸入性肺炎的发生；

（5）排尿困难的患者可按摩其下腹部以协助排尿，训练患者自主解小便，留置尿管的患者每4h放开1次；

（6）患肢出现屈曲痉挛，应尽早对患侧肢体进行被动运动及按摩，可促进自主神经的恢复；出现自主运动后，鼓励患者以自主运动为主，辅以被动运动，以健肢带动患肢在床上练习起坐、翻身和患肢运动；当自主运动恢复后，尽早对患者进行生活自理能力的训练。

九、创伤后综合征

1.相关因素

（1）与骨折后长期卧床不起有关：老年人、体弱、慢性病的患者；

（2）严重的创伤、长期卧床身体骨突起处受压、局部血液循环障碍、截瘫的患者，由于失神经支配，缺乏感觉和局部血液循环差；

（3）与静脉血流滞缓、血液高凝状态、血管壁损伤有关；

（4）开放性骨折，特别是污染较重或伴有严重的软组织损伤；

（5）关节扭伤、脱位或关节附近骨折、关节内骨折，关节面遭到破坏，骨愈合后关节面不平整；

（6）患肢长时间固定，静脉和淋巴回流不畅，关节周围组织中浆液纤维性渗出和纤维蛋白沉积，发生纤维粘连；

（7）损伤所致关节附近的疼痛性骨质疏松；

（8）骨折使某一骨折端的血液供应被破坏；

（9）骨折和软组织损伤直接所致，骨折处理不当。

2. 评估

（1）患者体位、排痰及血氧饱和度的指标；

（2）患者其他疾病史；

（3）患者受压部位、骨突出部位的皮肤及营养状况；

（4）患者的移动力、活动力，床单元是否干净、平整；

（5）患者双下肢疼痛的时间、部位、程度、动脉搏动情况；

（6）患肢肿胀程度、皮肤温度、色泽、感觉及静脉回流情况；

（7）观察患者局部伤口的渗出及周围皮肤情况，定时遵医嘱检查血常规；

（8）患者关节疼痛、活动及功能障碍的程度。

3. 护理措施

（1）对患者进行疏导、安慰，建立良好的护患关系；

（2）保持患者呼吸道通畅，尽可能避免低氧血症，清除痰液，鼓励患者排痰，对咳痰无力的患者，定时翻身拍背促进痰液排出，如痰液黏稠不易咳出，遵医嘱给予氧化雾化吸入后排痰；

（3）遵医嘱给予患者低流量氧气并持续吸入，忌长时间高流量吸氧，以免氧中毒，抑制呼吸，定期遵医嘱检查动脉血气，及时调整氧流量；

（4）鼓励患者多饮水，吹气球、行扩胸运动等，做好口腔护理，预防口腔感染；

（5）保持患者床单元清洁、干燥、平整，污染后及时更换；

（6）根据病情定时翻身每2h/次，减少皮肤受压，翻身时避免拖、拉、推、拽等；

（7）做好入院宣教，应用Braden评分正确进行评估，班班交接，及时记录；

（8）指导患者饮食，给予高蛋白、高维生素、低盐、低脂、易消化食物，增强营养，促进伤口愈合；

（9）遵医嘱监测血凝等检验指标，提供临床依据；

（10）定时用皮尺测量患者双下肢同一平面周径，观察患肢皮肤色泽、水肿、瘀斑、浅静脉曲张及肌肉有无深压痛；

（11）指导患者主动运动和家属的被动按摩，当患者自诉肢体沉重、胀痛，应高度警惕DVT（深静脉血栓），必要时遵医嘱给予低分子肝素钠5000U，皮下注射；

（12）进行开窗引流冲洗时，密切观察引流物的颜色、性质、量并及时记录，严格交接班，保持出入量平衡；避免引流管扭曲、受压，引流管与一次性负压引流装置相连，并保持负压状态，保证管道通畅；

（13）及时更换冲洗液，倾倒引流液，严格无菌操作，及时更换引流装置，避免发生逆行感染；

（14）向患者及家属讲解有关废用综合征的不良后果；

（15）鼓励与指导患肢被动、主动循序渐进地进行功能锻炼、防止关节僵硬、肌肉萎缩、废用综合征等并发症，使患者肌肉在运动中保持平衡，从而防治神经根粘连；

（16）按计划或遵医嘱控制疼痛，减轻患者痛苦。

十、垂体危象的危险

1. 相关因素

（1）垂体瘤压迫正常腺垂体，引起腺垂体功能低下；

（2）感染、呕吐、腹泻、手术、饥饿、寒冷、外伤及使用各种镇静、安眠药等应激状况。

2. 评估

（1）患者的生命体征；

（2）有无引起患者垂体危象的因素。

3. 护理措施

（1）指导患者绝对卧床休息，注意个人卫生，预防感染；

（2）严密监测患者生命体征变化，异常时做好记录并报告医生给予处置；

（3）嘱患者避免受凉、过度劳累与激动；

（4）床旁备好急救药品及抢救仪器，做好抢救的准备工作；

（5）患者如发生垂体危象，遵医嘱静脉滴注 50% 葡萄糖 40~60ml 及葡萄糖氯化钠注射液，升高血糖及补充体液；

（6）体温 < 35℃ 时将患者放入 24℃~35℃ 温水中，逐渐加热水温度至 38℃~39℃，当患者体温回升至 35℃ 以上立即擦干保暖；

（7）体温 > 38℃ 时根据具体情况选择降温方法，如头部冷敷、酒精擦浴等；

（8）禁用或慎用吗啡、巴比妥类、氯丙嗪等及各种降糖药，以防诱发昏迷。

十一、猝死的危险

1. 相关因素

（1）恶性心律失常；

（2）心功能不全；

（3）梗死的面积较大；

（4）饮食不当；

（5）肺栓塞；

（6）排便用力。

2. 评估

（1）患者病情变化；

（2）患者的心电图变化：是否有室性心律失常、房室传导阻滞；

（3）患者的电解质化验结果是否异常；

（4）如果怀疑心脏骤停，迅速判断患者是否有意识丧失、呼吸停止、瞳孔散大、颈动脉搏动消失，确认心脏有无骤停。

3.护理措施

（1）尽可能减少或排除有可能引起患者心脏骤停的危险因素，如情绪激动、饮食过饱、排便用力等；

（2）防止不良刺激，提醒患者保持心态平和，如出现心脏骤停，立即抢救；

（3）提醒患者注意休息，在病情允许的情况下进行缓慢活动，避免过度劳累；

（4）加强巡视，随时了解患者所需，做好生活护理；

（5）外出检查，如厕应有专人陪同，负责安全；

（6）给予心电监护，监测患者心律、心率、血压、脉搏、呼吸及心电图改变，并做好记录；

（7）备好急救药品和器械。

D

一、代谢失衡综合征的危险

1.相关因素

（1）激素的不适当使用，如大剂量的长期使用、随意停用药物；

（2）疾病相关因素。

2.评估

（1）患者有无基础疾病；

（2）患者及家属对激素知识的掌握；

（3）患者对激素的敏感程度；

（4）患者对激素有无不良反应：如恶心、呕吐、腹痛、腹胀的症状；血糖、血压的变化，胸闷、气短、心悸、口腔黏膜情况；水和电解质代谢是否平衡；

（5）患者情绪和精神方面的情况。

3.护理措施

（1）应用激素期间注意观察疗效、不良反应及戒断综合征：

①区别浮肿与激素引起的类库欣综合征，监测患者的血压、血糖，注意口腔护理，如有黏膜出现白膜，应及时检查，并给予对症治疗；

②注意患者的胃肠道症状如（腹痛）等，观察大便颜色，及早发现可能因激素引起的消化道溃疡及出血；

③患者长期使用激素会降低对感染的抵抗力，应避免交叉感染、受凉，不去公共场所，保持皮肤清洁，如出现兴奋症状、睡眠不安等不良反应时可适当使用镇静剂；

（2）给予患者安全教育，勿让其剧烈运动，以免意外受伤、骨折（激素可致骨质疏松及自发性骨折）；

（3）加强患者的生活护理，勿让患者接触过烫、过热的物品；

（4）加强患者的心理护理，消除焦虑情绪，向患者讲解激素的重要性，使患者主动配合治疗；如患者担心服用激素后变胖，应多鼓励患者战胜疾病；

（5）向患者讲解激素治疗的重要性，使患者主动配合治疗，不要随意增减药量。

二、胆红素脑病的危险

1. 相关因素

（1）胆红素生成过多，数值持续升高；
（2）血浆白蛋白结合胆红素能力差；
（3）肝细胞处理胆红素能力差；
（4）喂养不当，排出障碍；
（5）疾病影响，如缺氧、脱水、酸中毒、颅内出血等。

2. 评估

（1）患儿胆红素持续升高的原因，如母亲血型、胎龄等；
（2）患儿的精神状态，如饮食、哭声、反应、是否有拒乳等；
（3）患儿皮肤黏膜黄染及大便的颜色；
（4）实验室检查结果，监测患儿的胆红素变化；
（5）患儿的行为，如吸吮力、肌张力，有无脑性尖叫、抽搐等；
（7）患儿的药物接触史。

3. 护理措施

（1）密切观察病情变化，注意皮肤黏膜、巩膜的色泽，根据患儿皮肤黄染的部位和范围评估胆红素的近似值，注意神经系统的表现，出现异常及时报告医生；
（2）遵医嘱实施光照疗法，做好相应的护理；
（3）应注意患儿的精神、反应、饮食、大小便情况并观察患儿有无烦躁、发热、腹胀、拒食，呕吐，哭声有无变化等；
（4）合理安排补液计划，切忌快速输高渗性药物，以免血-脑屏障暂时开放；
（5）多与患儿家长沟通，使家长了解病情，积极取得家长的配合；
（6）观察患儿的神志变化，如出现拒乳、嗜睡、肌张力减退等表现，应立即通知医生，做好抢救准备；
（7）观察患儿的大小便次数、量及性质，促进粪便及胆红素排出；
（8）保证患儿的充足的营养，少量多餐耐心喂养；
（9）遵医嘱给予白蛋白和酶诱导剂；
（10）积极治疗原发病，降低胆红素脑病的发生。

三、胆瘘的危险

1.相关因素

（1）与手术损伤、术后感染有关；
（2）与胆总管下端梗阻、T管引流不畅、T管脱落等有关。

2.评估

（1）患者有无发热、腹胀和腹痛等腹膜炎的表现；
（2）患者腹腔引流液的颜色、性质、量。

3.护理措施

（1）观察患者有无发热、腹胀和腹痛等腹膜炎的表现，记录腹腔引流液情况，若腹腔引流液呈黄绿色胆汁样，应疑有胆瘘，并立即报告医生进行处理；
（2）保持患者引流管通畅，避免腹腔引流管或T管扭曲、折叠及受压，定期从引流管的近端向远端挤捏，以保持引流通畅；
（3）营养支持：长期大量胆瘘者，遵医嘱及时补充水和电解质，以维持平衡；长时间胆汁丢失将影响脂肪消化和吸收，可引起营养障碍和脂溶性维生素缺乏，应补充热量和维生素，能进食者鼓励进低脂、高蛋白、高维生素饮食，少量多餐。

四、导管滑脱的危险

1.相关因素

（1）导管固定不牢固；
（2）翻身时牵拉导管；
（3）与疾病（如精神、神经疾病，抽搐、躁动、意识障碍）有关。

2.评估

（1）导管的固定方法是否妥当；
（2）穿刺处有无异常；
（3）导管是否通畅；
（4）评估时机：手术后留置导管的患者，应进行首次评估，根据病情每周1~2次评估，直至拔管；
（5）导管滑脱危险度分为：Ⅰ度、Ⅱ度、Ⅲ度，多条管道按危险度累加（如2条中危管道为4分），Ⅰ度：评分＜8分，有发生导管滑脱的可能，Ⅱ度：评分为8~12分，容易发生导管滑脱，Ⅲ度：评分＞12分，随时会发生导管滑脱；

（6）患者的意识情况。

3.护理措施

（1）注意观察敷贴有无液体浸湿，必要时应严格消毒，及时更换；

（2）置管引流初期，应加强巡视病房，按要求更换引流袋，严格执行无菌操作；

（3）加强患者局部皮肤的护理，引流期间禁洗淋浴，擦身时保持导管周围皮肤清洁干燥，引流期间患者每周更换敷贴或敷料2~3次，如有潮湿、污染随时更换；

（4）指导患者经常更换体位，协助其离床活动，以利充分引流，注意引流袋不可高于引流口，防止逆行感染；

（5）及时观察引流管是否通畅；

（6）患者引流中出现不适时应夹紧引流管，减缓引流的速度或暂停引流，以免负压太大引起引流液反流；

（7）放液时一定将引流袋内的液体和气体排尽，防止空气进入；

（8）可根据患者的舒适度调整体位，更换体位时动作应缓慢，以免引流管受牵拉而移位、扭曲，造成堵塞甚至脱落；

（9）悬挂防导管滑脱的标识，班班交班，监控至拔管；

（10）告知患者及家属，签字并做好预防宣教，嘱家属24h专人陪护，必要时进行约束；

（11）气管套管应经常检查系带松紧度和牢固性，套管系带应打死结，保持其松紧度适宜，不得随意解开或调整系带。

五、低蛋白血症的危险

1.相关因素

（1）疾病、药物、饮食及心理因素；
（2）蛋白质合成减少，分解增加；
（3）血清白蛋白半衰期较长。

2.评估

（1）判断患者有无低蛋白血症；
（2）是否存在蛋白质大量丢失；
（3）患者输注免疫球蛋白时有无头痛、恶心、呕吐、寒颤、发热、腹泻及过敏反应等症状。

3.护理措施

（1）定期监测患者的血清白蛋白含量，如有异常及时采取对症护理和治疗；
（2）指导患者进食优质高蛋白、高热量、高维生素、易消化的流质或半流质饮食，

如牛奶、鸡蛋羹、鱼肉泥、蛋白粉等食物;

（3）定期评估患者的食欲状况、饮食量、饮食种类、蛋白质摄入量，每周监测患者的体重、血清总蛋白、白蛋白的1次，根据患者的检测结果，调整其饮食方案;

（4）应用免疫抑制剂治疗时，观察患者有无恶心、呕吐、食欲下降等发生，定期监测血常规、肝肾功，如有异常及时处理;

（5）必要时根据医嘱静脉输注10%人血白蛋白，提高机体血清蛋白含量，增强免疫力，促进皮肤愈合;

（6）准确记录24h出入量，严密监测患者的肝肾功能、血生化指标，避免水、电解质、酸碱平衡紊乱。

六、低钙血症

1.相关因素

（1）疾病因素，如甲状旁腺激素分泌不足、甲状旁腺功能障碍;
（2）药物、饮食因素。

2.评估

（1）引起患者低钙血症的因素;
（2）患者精神神经的表现，如失眠、烦躁、反应迟钝等;
（3）患者的消化道表现，有无消化道平滑肌张力下降，胃肠蠕动减弱等;
（4）患者的运动系统表现，有无疼痛、肌无力等。

3.护理措施

（1）指导患者适当活动，以促进消化，增加食欲;
（2）准确记录出入量，维持体液平衡;
（3）观察患者有无消化系统症状，如腹胀、腹泻，如有异常应及时报告医生给予处理;
（4）遵医嘱给予患者静脉及口服补钙药物治疗，并观察用药后效果;
（5）给予患者维生素及氨基酸等营养物质，促进细胞功能的恢复;
（6）遵医嘱及时采集血标本监测血钙情况，如有异常及时报告医生给予对症处理。

七、低钙血症的危险

1.相关因素

（1）甲状旁腺功能减退有关:
①甲状旁腺激素释放障碍;特发性（自身免疫性）甲状旁腺激素释放障碍;甲状旁

腺基因突变；外科切除或损伤；肝豆状核变性，功能性甲状旁腺激素释放障碍；低镁血症；术后暂时性甲状旁腺激素释放障碍；

②甲状旁腺激素释放障碍（激素抵抗）；

③假性甲状旁腺激素释放障碍；

（2）甲状旁腺激素功能正常或增高：

①肾功能衰竭；

②肠吸收不良；

③急性或慢性胰腺炎；

④成骨细胞性转移瘤；

⑤维生素D缺乏或抵抗。

2.评估

（1）患者血清钙离子浓度；

（2）患者神经肌肉兴奋性增高的表现：轻症时口角是否感觉异常、手足抽动、四肢麻木，刺痛；严重时全身骨骼及平滑肌痉挛，支气管痉挛、喘息发作、腹痛、心绞痛等；

（3）患者是否精神异常，如烦躁、易怒、焦虑、失眠、震颤麻痹，舞蹈症；

（4）心电图的改变，有无Q-T间期及ST段延长，T波低平或倒置；

（5）患者是否有靶器官功能障碍，如肾功能不全、小肠吸收不良和维生素D缺乏；

3.护理措施

（1）当患者发生低钙血症引起手足抽搐、喉痉挛、哮喘或癫痫大发作时给予10%葡萄糖酸钙10~20ml静脉缓慢注射，必要时4~6h重复注射；

（2）准确记录出入量，维持体液平衡；

（3）观察患者有无消化系统症状，如腹胀、腹痛，如有异常及时报告医生给予处理；

（4）遵医嘱给予患者静脉及口服补钙药物治疗，并观察用药后效果；

（5）给予患者维生素及氨基酸等营养物质，促进细胞功能的恢复；

（6）遵医嘱监测患者血钙情况，如有异常及时报告医生给予对症处理。

八、低效性呼吸形态

1.相关因素

（1）肿胀压迫呼吸道；

（2）气道阻力增加，分泌物堵塞气道；

（3）深大呼吸与酸中毒pH值下降；

（4）气道炎症；

（5）支气管痉挛；

（6）癌细胞浸润，肺通气换气功能障碍。

2.评估

（1）影响患者气体交换的因素；

（2）患者的生命体征及意识状态；

（3）患者呼吸困难的程度，是否有哮鸣音；

（4）判断患者的气道分泌物是否可以有效咳出。

3.护理措施

（1）给予患者舒适的卧位，有利于呼吸；

（2）遵医嘱给予患者鼻塞或面罩吸氧，保持供氧通畅，吸氧流量为1L/min~3L/min，吸入浓度一般不超过40%；

（3）监测患者呼吸音、哮鸣音、动脉血气和肺功能情况；

（4）密切观察患者的呼吸情况，注意患者是否有呼吸困难、紫绀加重等呼吸道阻塞情况发生；

（5）及时清除患者的口、鼻腔分泌物，协助其翻身、拍背，指导有效呼吸；

（6）心电监护，严密观察患者的呼吸、脉搏、血压、血氧饱和度的变化；

（7）如患者哮喘严重发作，经一般药物治疗无效，或出现神志改变，当$PaO_2 < 60mmHg$，$PaCO_2 > 50mmHg$时，应准备进行机械通气；

（8）呼吸困难时应陪伴患者，使其得到安全感，以减轻其恐惧心理；

（9）指导患者放松技术，如缓慢地深呼吸，肌肉逐渐放松及肺康复训练（缩唇腹式呼吸、吹气球、呼吸操等）；

（10）遵医嘱给予患者雾化吸入，以稀释痰液湿化气道，减少喉头水肿、术区水肿引起的呼吸道梗阻；

（11）对手术后未拔管者，按需吸痰，患者清醒后安全拔管；

（12）必要时遵医嘱给予患者镇痛药物；

（13）根据患者耐力指导适当活动。

九、低血容量休克的危险

1.相关因素

（1）药物因素：如利尿剂的使用不当导致血容量不足；

（2）外源性原因：外伤、烧伤、手术、消化性溃疡、出血、呕吐、腹泻、脱水等；

（3）内源性原因：过敏、低蛋白血症、内分泌紊乱等。

2.评估

（1）患者的血压及脉压差；

（2）患者的心率次数、节律；呼吸的次数、节律及深度等；

（3）患者皮肤黏膜的温度、湿度、颜色、弹性及肢端的温度等；

（4）患者尿量、尿比重，24h 出入量；

（5）患者有无烦躁不安、面色苍白、脉压变小、脉搏细速等伴随症状。

3.护理措施

（1）迅速建立静脉通路，根据患者的年龄、液体性质和心肺功能调节液体速度，及时有效地补充血容量；

（2）密切观察患者意识、生命体征等情况；

（3）观察患者的尿量及血压变化，记录 24h 出入量；

（4）必要时给予患者中凹卧位，增加回心血量及心排出量；

（5）遵医嘱给予患者血管活性药物，并慎防药物外渗；

（6）提醒患者注意保暖，观察患者皮肤的颜色、温度、末梢循环情况；

（7）必要时监测患者的中心静脉压和心功能，随时调整输液速度。

十、低血糖的危险

1.相关因素

（1）饮食不当；

（2）胰岛素使用不当；

（3）机体代谢异常；

（4）先天代谢疾病；

（5）高胰岛素血症。

2.评估

（1）诱发患者低血糖危险的因素；

（2）患者的低血糖的表现；

（3）监测患者的血糖情况；

（4）患者对降糖药物知识的了解程度。

3.护理措施

（1）指导患者合理使用胰岛素和口服降糖药，掌握降糖药的剂量，饮食定时定量；

（2）注意观察患者有无出汗、手颤、心慌、饥饿、头疼、视物模糊及昏迷等症状，如血糖低，应给予含糖量高的食物或含糖饮料；

（3）提醒患者不宜空腹运动，运动要循序渐进、持之以恒，出现低血糖反应时应立即停止运动并进食，随身携带糖块；

（4）给予患者心理安慰，消除患者对疾病的恐惧及悲观情绪，帮助寻找低血糖的原因；

（5）指导患者坚持治疗方案，不可随意更改；

（6）遵医嘱按时监测患者血糖，根据血糖值调整胰岛素滴速；

（7）准确配置胰岛素剂量。

十一、糖尿病酮症酸中毒的危险

1.相关因素

（1）患病后蛋白质分解增加；

（2）胰岛素治疗中断或不适当减量；

（3）饮食不当；

（4）呕吐、腹泻、严重感染；

（5）应激情况，如创伤、手术、妊娠、分娩等。

2.评估

（1）监测患者的血糖情况；

（2）患者降糖药物的使用情况；

（1）患者的血糖、尿糖及酮体水平；

（2）患者的意识、生命体征的变化。

3.护理措施

（1）保持患者的病室安静、清洁，告知患者应绝对卧床休息至酮症酸中毒纠正；

（2）密切监测心电监护的变化，遵医嘱按时监测其生命体征1小时1次，尤其是意识变化；

（3）加强巡视，注意观察患者的呼吸的频率及有无烂苹果味；

（4）建立两组静脉通道，一组为小剂量胰岛素降糖专用通道，一组为大量补液通道；

（5）遵医嘱按时监测患者血糖1小时1次，异常时及时报告医生，并给予对症处理；

（6）根据患者血糖数值及时调整胰岛素液体滴速，血糖降至13.9mmol/L时给予拮抗治疗；

（7）遵医嘱及时复查动脉血气分析，观察pH值并报告医生；

（8）按时留取并送检血尿标本，观察尿酮体的消退情况；

（9）酮症未纠正时患者应禁食水果及含糖的食物；

（10）指导患者严格糖尿病饮食，不限量饮水；

（11）嘱家属24h陪护，防止意外发生。

十二、癫痫发作的危险

1.相关因素

（1）颅内病变；

（2）遗传因素；

（3）肿瘤压迫；

（2）缺氧；

（3）情绪激动。

2.评估

（1）引起癫痫的潜在因素；

（2）患者的意识状态；

（3）患者的影像学检查；

（4）患者的生命体征。

3.护理措施

（1）保持环境安全，避免强光刺激；癫痫患者发作时应有专人护理，病床使用护栏，必要时约束，以免坠床及碰伤，备开口器和压舌板于床旁；

（2）患者饮食以清淡为宜，避免过饱，应戒烟、酒；癫痫持续状态时，留置胃管鼻饲；

（3）密切观察患者的意识、瞳孔、生命体征等变化；注意发作类型、持续时间、频率以及伴随症状，并记录；

（4）加强巡视，若发现患者癫痫发作，应立即取平卧位，清除口中异物，解除呼吸道梗阻，给予低流量吸氧，并备好开口器、舌钳及地西泮和苯巴比妥等抢救物品；对抽搐肢体切勿暴力按压，以免骨折、脱臼；患者癫痫持续状态时，应保持呼吸道通畅，防舌咬伤、跌倒、误吸；观察有无呛咳、发绀、呼吸困难，必要时吸痰、气管切开，并立即通知医生；

（5）严格遵医嘱使用抗癫痫药物，注意观察药物的作用和副作用，用药期间协助做好血药浓度监测；

（6）躁动患者必要时约束肢体，同时签署《保护性约束知情同意书》，做好患者的安全宣教；

（7）给予患者心理安抚和支持，鼓励积极配合治疗；

十三、碘造影剂不良反应的危险

1.相关因素

（1）造影剂剂量、给药速度、注入方式；

（2）既往有碘造影剂过敏史；

（3）造影剂的高渗透性、电荷和粘滞度；

（4）疾病因素：哮喘病史、使用肾毒性药物、肾功能不全、糖尿病肾病、血容量不足、心力衰竭；

（5）自身免疫因素：纤维溶解系统激活、IgE抗体介导Ⅰ型速发型变态反应等。

2.评估

（1）碘过敏试验前，应详细了解患者有无碘及其他药物、食品过敏史；

（2）有无哮喘、甲亢、活动性肺结核、糖尿病、肾病、妊娠等症状、有无过敏性疾病；

（3）患者是否服用β受体阻滞剂；

（4）患者的X线、CT、MR等检查结果；

（5）患者的肝脏、肾脏功能。

3.护理措施

（1）避免使用高渗型、离子型造影剂；

（2）使用非离子造影剂，控制好造影剂剂量；

（3）严格掌握禁忌症，完善应急抢救措施；

（4）健全与急诊科和其他相关检查科室过敏应急处理通道；

（5）静脉注射时选择合适的血管，尽量为肘前或者前臂大静脉，避开手背、脚背或踝部血管，使用高压注射器时，选用与注射流速匹配的穿刺针头和连接管；

（6）有碘过敏史者严禁行过敏试验，对过敏体质者慎重进行碘过敏实验；试验时应密切观察并做好抢救工作，快速识别造影剂不良反应，注射药物后30min内为不良反应高峰期，需严密监测，并观察30min，待病情平稳方可离开；

（7）给予患者氧气吸入并监测生命体征及一般情况变化；

（8）观察局部皮肤有无肿胀、疼痛、皮温增高、水泡等症状出现，加强与患者的沟通交流，以取得配合；

（9）避免短时间内重复使用造影剂，监测肝脏、肾脏功能，避免使用肝肾毒性药物；

（10）加强巡视，注意患者有无不良反应的表现，如皮肤瘙痒、荨麻疹、打喷嚏、恶心、眼及鼻部分泌物增加、结膜充血等症状。

十四、电极脱落的危险

1. 相关因素

（1）环境温度及潮湿度；

（2）皮肤状况（多毛、潮湿、多汗、干燥皲裂）；

（3）意识不清、烦躁不安；

（4）患者合作程度（依从性差）；

（5）粘贴电极片方法不当；

（6）电极片的质量。

2. 评估

（1）病室环境，如温湿度、光线情况；

（2）患者的皮肤状况，是否干燥、多汗、多毛；

（3）患者的意识状态；

（4）患者合作程度及依从性；

（5）电极片安装位置、安装方法是否得当，电极扣是否固定妥当；

（6）电极片质量、粘贴效果。

3. 护理措施

（1）加强与患者沟通，耐心向患者解释监测目的和医疗功能，提高患者的依从性，对于拒绝使用电极片的患者要争取主治医师的力量进行积极的劝说，争取患者的信任，进而积极配合治疗；

（2）用75%酒精或肥皂水彻底清洁患者皮肤，除去角质层和油脂，必要时，剔除电极安放处毛发，妥善固定电极片，确保电极片与患者皮肤、电极扣紧密连接；

（3）做好教育宣传，详细介绍心电监护使用注意事项，提高患者正确认识，取得患者的配合，以降低电极片脱落的频率，以此提高护理治疗效果；

（4）加强病房巡视工作，定时检查患者的电极片是否脱落，对于突发状况要做到早发现、早汇报、早处理；

（5）定期更换电极片，以免影响监测准确性和监护质量；

（6）夜间监护时可适当保留灯或床头灯，避免患者因视线不清导致电极片不慎脱落。

十五、电解质紊乱

1.相关因素

（1）疾病因素：肾功能不全、糖尿病、肺心病等；
（2）体液丢失；
（3）水肿；
（4）酸碱代谢紊乱。

2.评估

（1）引起患者水钠潴留的因素；
（2）尿量的增加或锐减；
（3）患者皮肤的变化；
（4）患者的营养状况；
（5）患者恶心、呕吐的症状。

3.护理措施

（1）密切监测生命体征，尤其是血压、心率和心律的变化；
（2）嘱患者注意休息，避免劳累，活动时穿防滑拖鞋，以防跌倒；
（3）饮食低盐、优质低蛋白如蛋清、牛奶等饮食为宜，每日食盐量低于3g；
（4）高钾血症者应限制钾的摄入，少用或忌食含钾高的食物，如橘子、香蕉等；
（5）密切观察患者有无低钙血症的变化，如手指麻木、易激惹、腱反射亢进、抽搐等症状；
（6）观察患者的水肿情况，准确记录其尿量；
（7）告知患者按时服药的重要性，不要随意更换药物或停药；
（8）嘱患者注意保暖，防止受凉感冒后病情加重；
（9）定期监测水电解质变化；
（10）加强营养，指导患者进食高热量、高蛋白、高维生素的食物，必要时给予肠内外营养支持。

十六、电解质紊乱的危险

1.相关因素

（1）频繁腹泻、呕吐，导致电解质丢失；
（2）摄入不足；
（3）电解质补充不及时；

（4）电解质监测不及时；

（5）利尿剂的应用。

2.评估

（1）患者呕吐、腹泻的次数，性质及量；

（2）患者的精神活动状态，有无腹胀、乏力、膝反射等症状；

（3）患者的皮肤弹性、黏膜湿度、末梢循环及尿量；

（4）24h出入量及电解质补充情况；

（5）实验室检查结果，如钾、钠、尿比重等。

3.护理措施

（1）准确记录24h出入量，及时补充水和电解质，做到量出为入；

（2）密切观察患者的病情变化，定时监测意识、血压、脉搏、呼吸的变化，发现异常及时通知医生进行处理；

（3）在给患者利尿剂等药物治疗时，如出现体液大量增加、减少或肾功能不全时，应随时监测电解质变化情况；

（4）血气分析监测PaO_2、$PaCO_2$变化情况，及时纠正酸中毒，使酸碱保持平衡；

（5）根据病情及时调整患者的饮食及治疗方案；

（6）急性加重期患者必须常规监测电解质，维持内环境的平衡，才能有效地保证原发病的治疗；

（7）观察有无呕吐发生，并观察呕吐物颜色，性质及量。呕吐频繁者给予禁食。

十七、跌倒/坠床的危险

1.相关因素

（1）年龄因素；

（2）疾病本身引起的面部浮肿、头晕不适等；

（3）个别患者无陪护，自理能力差；

（4）环境因素：如病区走廊光线不充足或光线太强，物品摆放凌乱，地面有水渍，厕所缺少扶手，台阶太高等；

（5）安全风险意识差：自身活动受限，但不愿接受医护人员或家属的帮助；

（6）未穿防滑的鞋子、大小合适的衣裤；

（7）患者有意识障碍或感觉缺失，未按规定使用床护栏。

2.评估

（1）新入院和病情较重的患者；

（2）患者术后及病情变化时；

（3）患者及家属对防跌倒、坠床的风险意识。

3.护理措施

（1）评估患者坠床/跌倒的原因与危险程度；
（2）嘱家属24h专人陪护，高危者挂警示标识，并向患者及家属说明；
（3）预防措施：穿防滑鞋；裤子不可过长；物品放于触手可及处；光线适宜，无障碍物等；
（4）班班交接，监控患者至出院。

十八、定向力障碍

1.相关因素

（1）脑器质性疾病，如阿尔兹海默症、酒精中毒性脑病、肝性脑病、肾性脑病等；
（2）内分泌紊乱，如低血糖等；
（3）其他，如癫痫、精神分裂症等；
（4）正常人也可能出现短暂的定向力障碍，如长期被拘禁或被隔绝的人丧失时间定向，此类定向障碍与意识障碍无关。

2.评估

（1）患者对时间、地点、空间、人物的定向力；
（2）特殊药物的副作用；
（3）神经精神因素。

3.护理措施

（1）积极治疗原发病，做好安全措施，保证患者的安全；
（2）加强患者的生活护理，防治并发症；
（3）出现认知功能，以及思维障碍的患者应及时就诊，进行全面的精神检查，以明确诊断，并给予其相应的治疗；
（4）鼓励患者多动脑，多吃一些含有维生素的食物，可以有助于防止痴呆；
（5）使用精神类及特殊药物时，应注意药物的相互作用、配伍禁忌，密切观察，以防病情加重；
（6）避免各种心理应激刺激，给予患者心理支持。

十九、动脉瘤再破裂的危险

1.相关因素

（1）情绪激动；
（2）用力排便；
（3）疾病本身病变；
（4）剧烈咳嗽；
（5）外伤；
（6）感染；
（7）免疫疾病。

2.评估

（1）患者是否存在发生动脉瘤破裂的危险因素；
（2）患者有无突发疼痛、意识丧失的症状；
（3）患者有无胸痛、腹痛、腰痛、剧烈头痛、烦躁、恶心、呕吐等症状；

3.护理措施

（1）嘱患者绝对卧床休息，保持大便通畅；
（2）密切观察患者血压的变化，做好目标血压管理；
（3）按时服用相关药物，注意合理安排休息时间，避免劳累，保持患者情绪稳定，告知患者及家属动脉瘤破裂的危害，取得患者及家属的配合。

二十、动脉粥样硬化的危险

1.相关因素

（1）缺乏良好的饮食习惯，如血脂异常、糖尿病、肥胖、吸烟等；
（2）年龄因素；
（3）性别因素；
（4）遗传因素；
（5）睡眠呼吸暂停综合征；
（6）高敏C反应蛋白水平升高；
（7）自身免疫性疾病。

2.评估

（1）有关器官受累后出现的病症；

（2）有无不良生活习惯；

（3）有无服用引发动脉粥样硬化的药物。

3.护理措施

（1）嘱病患遵医嘱定时服药，不可随意停药，对患者进行用药指导；

（2）指导患者及家属改变不良生活习惯，如戒烟、酒，制订每日饮食、活动计划，并督促执行；

（3）嘱病患遵医嘱服用抗凝剂，如小剂量的阿司匹林。定期监测凝血功能，如出现牙龈出血、皮下出血点等，应及时就诊。

二十一、独立决策能力减弱

1.相关因素

（1）机体应激反应能力；

（2）肢体功能障碍造成的抑郁、焦虑等心理障碍；

（3）与身体损伤部位疼痛刺激有关；

（4）对突发事件应对能力低：

①自理能力低下人群的应对方式有限；

②儿童及老年人群体弱、反应慢、应变能力低。

2.评估

（1）患者的状态及对活动的反应；

（2）患者的心理状况及精神状态，是否存在焦虑、抑郁，有无烦躁不安、神志恍惚；

（3）患者疼痛的部位、程度，了解功能障碍的部位及程度；

（4）是否属于自理能力低下或高危人群。

3.护理措施

（1）加强与患者沟通交流，耐心解释病情和治疗措施，增强患者自信心；

（2）分散患者注意力，指导放松心情，消除过度紧张情绪，如深呼吸、打哈欠、握紧拳头等；

（3）必要时遵医嘱使用止痛药；

（4）确定患者目前的身体状况、功能水平及精神状态，让患者及家属了解疾病知识及治疗措施，介绍治疗成功的案例，鼓励患者及家属积极参与制订相应的康复方案，提高患者自我护理能力。

二十二、对死亡的焦虑

1.相关因素

（1）患病数目；

（2）宗教信仰；

（3）家庭内谈论死亡的情况；

（4）性别、年龄、婚姻状况、文化程度、职业；

（5）对死亡未知的恐惧；

（6）长期不舒适，功能障碍；

（7）长期治疗，且效果不佳；

（8）缺乏社会支持。

2.评估

（1）焦虑的原因；

（2）焦虑程度；

（3）控制焦虑的应对技巧；

（4）焦虑的行为和语言表现；

（5）潜在的支持力量。

3.护理措施

（1）主动向患者介绍环境，消除患者对环境的陌生和紧张感；

（2）共情患者的焦虑，承认患者的感受，对患者表示理解；

（3）耐心向患者解释病情，通过目标管理减轻死亡焦虑，消除心理紧张和顾虑，使患者能积极配合治疗和得到充分休息；

（4）鼓励患者积极寻求生命的意义，更好的理解生命的意义和目标；

（5）举办与死亡有关的演讲、死亡教育训练、死亡教育课程；

（6）经常巡视病房，了解患者的需要，帮助患者解决问题，鼓励患者产生焦虑时告知工作人员，使患者感到安全；

（7）护理患者时保持冷静和耐心，通过连续性护理与患者建立良好的护患关系，对患者进行诊断和各种操作时用通俗的语言简明扼要地进行解释；

（8）安排安静的房间，减少刺激，避免与其他焦虑患者接触；

（9）指导患者使用放松技术，如：缓慢的深呼吸、全身肌肉放松、听音乐等，必要时遵医嘱使用抗焦虑药物。

二十三、对他人施行暴力的危险

1.相关因素

（1）精神疾病；

（2）心理因素；

（3）生物因素；

（4）社会因素。

2.评估

（1）患者产生激动、愤怒、暴力行为的诱发因素；

（2）患者控制自己的行为或寻求帮助的能力；

（3）表达自己情绪及需要；

（4）患者是否能用积极的方式处理挫折、紧张等感受。

3.护理措施

（1）接触有暴力危险患者时，有能够及时支援的人员，保证在必要时共同制止患者暴力的行为，使医护人员减轻焦虑；管理好各种危险品，防止患者用作攻击的工具；

（2）在接近有暴力危险的患者时至少要维持在一个手臂的距离，避免使其害怕而激发暴力行为；

（3）保持环境的安静、整洁，避免嘈杂、拥挤、炎热，使患者感到舒服安全；

（4）运用语言和非语言的方式，与患者进行有效的沟通交流化解危机状态，以直接和坦诚的态度、同理心的关心和支持的反应与患者会谈，在会谈中切勿批判患者的感受；

（5）了解患者处理压力的方式，给予其能接受的指引及限制；

（6）根据医嘱进行药物干预。

二十四、对自己施行暴力的危险

1.相关因素

（1）精神疾病；

（2）心理因素；

（3）生物因素；

（4）社会因素。

2.评估

（1）患者住院期间是否有发生暴力行为；

（2）确认造成患者激动、愤怒的因素，患者是否有控制自己的行为或寻求帮助；

（3）患者是否能用适当的方式表达自己的情绪及需要；

（4）患者是否能用积极的方式处理挫折、紧张等感受。

3.护理措施

（1）让患者感受护士的真诚关心和合作的气氛，拥有自我控制及决定权，帮助患者逐渐安静，消除或减轻暴力危险；

（2）指导患者人际沟通和表达情绪的方式，尤其是不满和愤怒的情绪处理；提高患者的自控能力，鼓励和指导患者用语言表达其困惑、愤怒等情绪，并允许患者有机会宣泄其不满情绪，必要时给予适当的限制；

（3）遵医嘱服用相关药物，有效预防冲动和暴力行为；

（4）无法控制患者的暴力行为时，遵医嘱采用约束和隔离的手段；防止患者伤害自己，在保护过程中，要持续与患者谈话，以缓和的语气告诉患者执行约束的目的、时间，必要时护士可陪伴在一旁以减少患者的焦虑。

二十五、多脏器功能衰竭的危险

1.相关因素

（1）严重感染；

（2）微循环障碍；

（3）全身炎性反应。

2.评估

（1）监测患者各机体系统的功能状况；

（2）密切观察患者生命体征、意识、尿量、指端温度和色泽；

（3）准确记录24h出入量。

3.护理措施

（1）监测患者动脉血气分析和水、电解质、酸碱平衡情况，准确记录每日出入量，为液体管理提供依据；

（2）保持患者气道通畅，维持足够的气体交换；

（3）控制患者液体量、听诊其双肺呼吸音、适当利尿，预防肺水肿；

（4）纠正低氧血症，必要时给予患者机械通气；

（5）预防发生应激性溃疡，常规放置胃管，胃肠减压，观察胃液的颜色、性质和量；

（6）预防和控制感染，必要时行血液净化治疗；

（7）监测腹内压每日4次，掌握腹内压的监测方法和意义；

E

一、恶心

1.相关因素

（1）水、电解质失衡；

（2）疾病因素：卵巢过度刺激综合征等；

（3）进食少、胃肠道水肿；

（4）化疗药物；

（5）消化不良；

（6）精神因素。

2.评估

（1）患者的进食情况；

（2）患者的用药情况；

（3）恶心评分：0分为无恶心；1分为休息时无恶心，运动时稍有恶心感，但很快消失；2分为休息时间断有恶心感，但很快消失；3分为休息时有持续性恶心感，运动时有严重的恶心感，难受；

（4）呕吐评分：0分为无呕吐；1分为轻度呕吐（1日1~2次）；2分为中度呕吐（1日3~5次）；3分为重度呕吐（1日6次）。

3.护理措施

（1）鼓励患者积极治疗原发病，去除病因；

（2）鼓励患者保持口腔清洁，早晚软毛刷刷牙，勤漱口，督促呕吐后漱口；

（3）做好患者的饮食卫生、药物指导，饮食以清淡流质或半流质为主，多饮水，以补充丢失量；

（4）观察患者的呕吐频次，呕吐物的颜色、性质、量；

（5）遵医嘱给予其镇静或止吐药，并观察效果，必要时遵医嘱补液治疗；

（6）勤通风，保持室内空气清新。

二、儿童进食动力不足

1.相关因素

（1）口腔黏膜薄嫩，血管丰富，唾液腺不够发达，口腔黏膜干燥，易损伤感染；

（2）生理解剖结构特殊，易发生呕吐；

（3）食物摄入供给不足，进食方式不当，习惯不良；

（4）胃排空较慢，易发生胃潴留；

（5）胆汁分泌较少，易出现功能性消化不良；

（6）胃分泌功能紊乱，胃肠动力障碍；

（7）环境、人员陌生，精神紧张；

（8）疾病因素：先天性唇腭裂、胃肠炎、慢性腹泻等；

（9）应激、日常生活规律改变；

（10）药物影响；

（11）遗传、环境、体形、活动量等因素，导致需求量下降；

（12）外界因素影响对食物的兴趣。

2.评估

（1）患者口腔黏膜情况，有无相关影响因素；

（2）患者饮食习惯、兴趣，包括色、状、量、进食时间和食物种类；

（3）患者服用的药物对进食有无影响；

（4）周围环境及人员对患者有无影响；

（5）患者的活动量；

（6）腹部检查了解胃部外形，是否有胃潴留，腹部是否有肿块、胀气；

（7）患者是否有慢性疾病，影响进食。

3.护理措施

（1）指导患儿家属合理喂养，养成儿童良好的饮食习惯，四个月以下最好采用纯母乳喂养，四个月以上按顺序合理添加辅食，小儿饮食以主副食为主，不要使用补药和补品去弥补营养不足；

（2）指导患儿家属培养儿童良好的饮食卫生习惯，定时、按顿进食，经常变换饮食品种，荤素搭配；

（3）指导患儿家属保持轻松愉快的进食情绪，创造良好的吃饭气氛，不要威胁恐吓小儿进食，也不要用零食补充；

（4）鼓励患儿积极治疗引起进食动力不足的原发病；

（5）避免患儿进食导致胃动力不足的食物，如红薯、板栗、土豆等；

（6）患儿应保持精神愉悦，少食多餐，不要暴饮暴食，尽量避免一些过烫、过辣、过酸的刺激性强食物，并少吃油腻的食物；

（7）指导患儿家属适当其对胃部按摩，使用手心推拿法——两只手重叠，从胃部自上而下的推动。

三、耳软骨炎的危险

1.相关因素

（1）耳部烧伤；

（2）伤后体位限制，耳部受压。

2.评估

（1）观察患者耳部肿胀程度，评估其听力是否受限；

（2）患者耳部是否持续受压，是否采取防压措施。

3.护理措施

（1）及时用消毒棉签清除患者外耳道分泌物；

（2）患者侧卧位时耳部垫圈或用小垫使耳悬空；

（3）提醒患者应及时更换卧位，减少耳部受压。

F

一、发育迟缓的危险

1.相关因素

（1）疾病因素：如生长激素缺乏症、糖尿病、甲状腺功能低下、脑积水、下丘脑垂体肿瘤、软骨发育不全、成骨不全、脊柱畸形、消化吸收不良、肝肾功能不全、先天性心脏病等；

（2）遗传因素：遗传性家族矮小；

（3）体质性生长发育迟缓和宫内生长迟缓；

（4）代谢性疾病：如粘多糖病、肾小管酸中毒、抗维生素D性佝偻病等；

（5）染色体异常：如先天性卵巢发育不良、唐纳氏综合征等。

2.评估

（1）患者生长缓慢的时间；

（2）患者家庭成员身高、测量的身高记录；

（3）患者饮食习惯，有无挑食、有无服用药物；

（4）患者母亲孕期是否健康，有无流产史、有无饮酒、吸烟；

（5）患者有无受歧视虐待；

（6）患者注意力、对答能力；

（7）患者的骨龄，实验室检查，如血清生长激素测定、性激素、微量元素等；

（8）染色体检查、有无发育异常、有无子宫、卵巢或睾丸附件等缺陷。

3.护理措施

（1）保持病室安静清洁，定时开窗通风，定期进行空气、地面消毒；

（2）指导患者保持良好、愉悦的心情，保证充足睡眠；

（3）指导患者适当的活动：纵向运动有助于生长激素分泌，可鼓励孩子多跳绳、跳高、游泳、爬楼梯等；每日2次，每次至少大于10min，以10~15min为宜；

（4）保证患者充足的营养：纠正孩子挑食、偏食的习惯，使孩子膳食平衡，可通过摄入奶类和奶制品补充营养，必要时可以请营养师制订专业的食谱，并严格执行；

（5）对于生长发育迟缓的孩子，要进行语言训练，关心患儿心理，按照医生的要求对孩子进行测试；

（6）根据患者智能及生长发育评价，指导家庭为孩子选择恰当的玩具、音乐、图画、语言、按摩、体操和全身运动训练；

（7）监测患者生长发育指标并做好记录；

（8）做好家属的健康宣教，注意家庭氛围的营造，不要在孩子面前争吵打闹，以免给孩子的心理造成更大的阴影，使孩子产生恐惧心理；

（9）提醒家属定期复查，监测微量元素和维生素，科学补充钙、维生素A、维生素D和锌等。

二、反射失调

1.相关因素

（1）年龄：新生儿咳嗽反射低下，老年人咳嗽反射迟钝、咳嗽无力；

（2）睡眠：安眠药、睡眠节律的改变、生物钟节奏改变；

（3）心理因素：如生活和工作中的各种心理应激；

（4）环境因素：环境嘈杂、居住拥挤、空气污浊等；

（5）生理因素：如饥饿、过饱、疲劳、兴奋等；

（6）不良生活习惯：嗜酒者的戒断反应、睡前吸烟、饮酒或饮用刺激性饮料，如：浓茶、咖啡；

（7）精神系统反射失调：大脑皮层下的脊髓和脑干联络失常，引起神经反射失调，如意识、视觉、认知障碍、头痛、痫性发作、晕厥、眩晕、瘫痪、肌萎缩、躯体感觉障碍、共济失调、步态异常等。

2.护理评估

（1）患者的年龄以及环境因素；

（2）患者的神经系统、瞳孔，病理反射及脑膜刺激征；

（3）患者的生理反射：浅反射、深反射；

（4）患者生命体征的变化；

（5）患者的基础疾病。

3.护理措施

（1）做好患者的宣教工作，加强陪护责任心；对家属护理知识的缺乏，给予耐心仔细的讲解与指导；

（2）与患者交谈时使用简洁、通俗、易懂的语言，语速缓慢，必要时重复关键词；

（3）创造安全、安静的环境，安排有助于睡眠、休息的环境；

（4）卧床期间协助家属生活护理；

（5）指导患者每日进行非语言沟通训练；

（6）床头有醒目标识，给予床栏保护，预防坠床；

（7）向患者及家属解释所采取的治疗方法，强调积极正面的效果；

（8）严格交接班，按时巡视病房。

三、防卫性否认

1.相关因素

（1）社会角色的转变；

（2）承受能力脆弱；

（3）生活质量下降；

（4）生活自理缺陷；

（5）自我形象紊乱；

（6）突如其来的灾难事件；

（7）躯体发生器质性病变；

（8）人际关系无法满足；

（9）预见并不乐观的医疗信息；

（10）亲近之人的离去。

2.评估

（1）防卫性否认的原因；

（2）患者承受能力接受范围；

（3）患者文化程度、学习能力、家庭背景；

（4）患者对相关知识学习的积极性；

（5）患者有无其他心理疾病。

3.护理措施

（1）对患者提出的问题及时答复，建立良好的信任关系，随时了解患者的心理动向；

（2）注意自己对患者及患者对自己的反应，随时表达接纳的态度；

（3）评估患者知识缺乏程度和学习能力，有针对性的进行系统心理疏导、健康教育，提供积极正面的信息；

（4）尽量满足患者的心理需求，在语言和行为上不要急于否认，也不要刻意欺骗患者；

（5）充分理解患者，维护患者自尊，提高患者的适应能力；

（6）加强巡视，多与患者交流，关心患者，鼓励其表达，耐心倾听；

（7）向患者详细解释病情，消除患者过度的担忧；

（8）寻求家庭、单位、社会支持，共同给予患者爱和关怀，给予患者安全感；

（9）指导患者解决问题的方法，帮助患者建立较好的愿景，建立康复的信心；

（10）心理汇报遵守双方配合，患者自愿的原则，不强迫患者进行描述，并在必要时分期实施，避免患者情绪波动过大，帮助建立有效应对，避免各种不良刺激；

（11）帮助患者改变对外观形象的看法，减少对生活、情绪的影响，减轻心理负担。

四、防卫性应对

1.相关因素

（1）近期健康状况下降，严重疾病、身体发生改变或缺失、疼痛；

（2）支持系统不满意；

（3）性格脆弱；

（4）缺乏有关疾病预后的知识；

（5）进行有创性操作；

（6）出现疾病并发症。

2.评估

（1）患者有无特定的应激源；

（2）患者过去和现在都可以利用的应对技巧；

（3）患者在医院时和出院后可以利用的资源、支持系统；

（4）患者做决策或解决问题的能力。

3.护理措施

（1）通过连续性护理同患者建立良好的护患关系；

（2）鼓励患者与他人交谈，不要强迫患者谈自己的感受，当患者表达害怕和担心时，鼓励患者表达自己的感受；

（3）根据患者的接受能力，向患者解释疾病的过程及治疗信息；

（4）允许患者选择并参与决定自己的护理和治疗方案；

（5）帮助患者接受现实的健康状况：虚弱、身体形象的改变；

（6）指导患者使用放松技术，如缓慢深呼吸、全身肌肉放松、听音乐等；

（7）保持环境干净、舒适，创造一个良好的交谈场所，减少周围环境中患者认为对自己有威胁的刺激；

（8）鼓励患者评价自己的行为，确认曾令其满意但现在已被忽略的活动，如个人的修饰或穿着等；

（9）同患者交谈时要有耐心，态度温和，建立相互依赖关系，给患者提供情感支持；

（10）对患者表示理解和支持，调整其期望值，避免虚假的保证；

（11）提供患者需要和想了解的信息，不要提供太多，以免超出患者的应对能力；

（12）指导患者改变认知，提高患者的适应应对能力。

五、肥胖

1.相关因素

（1）内分泌紊乱、血脂代谢异常；
（2）饮食习惯，喜食高热量的食物；
（3）不良生活方式；
（4）先天因素。

2.评估

（1）患者饮食习惯；
（2）患者BMI指数（18.5~24健康；24~18超重；28~40肥胖）；
（3）患者腰围、皮褶厚度。

3.护理措施

（1）指导患者合理运动，每日坚持锻炼30min，每周坚持5次以上；
（2）指导患者合理控制饮食，食物以清淡（低盐、低糖、低脂）为主；
（3）指导患者科学制订减重计划，合理用药，禁止乱服减肥药。

六、肺性脑病的危险

1.相关因素

（1）呼吸肌疲乏，呼吸衰竭；
（2）高碳酸血症。

2.评估

（1）患者有无烦躁、出汗、头痛、嗜睡/昼睡夜醒、意识障碍、紫绀和呼吸急促等症状；
（2）患者呼吸频率、节律、深度及紫绀状态及生命体征变化；
（3）患者动脉血气分析数值改变。

3.护理措施

（1）观察患者意识变化，有无昼睡夜醒、烦躁、出汗、头痛、嗜睡、紫绀和呼吸急促等症状，出现异常及时处理；
（2）给予患者低流量持续吸氧，及时抽取血气分析，观察二氧化碳分压变化；
（3）遵医嘱给予呼吸兴奋剂，如尼可刹米，并观察效果；
（4）遵医嘱给予无创呼吸机辅助呼吸，并指导和协助患者做好人机配合；

（5）备好各种抢救药物及物品，以备抢救。

七、废用综合征的危险

1.相关因素

（1）栓塞肢体萎缩、血液循环差；
（2）神经、肌肉损伤，躯体运动障碍；
（3）关节僵直、疼痛、退行性病变；
（4）精神卫生疾病，严重抑郁、严重恐惧、紧张症状态；
（5）长期卧床患肢制动，如石膏、牵引。

2.评估

（1）骨骼、肌肉、运动系统功能退化的危险程度；
（2）皮肤、肌肉、组织的完整性；
（3）对废用综合征知识的了解；
（4）身体活动状态及依从性；
（5）肢体肿胀程度、活动度；
（6）康复训练的意愿。

3.护理措施

（1）向患者及家属讲明功能锻炼的目的及重要性，讲解废用综合征的不良后果，使患者积极参与锻炼；
（2）急性期适当卧床休息，鼓励或协助患者更换体位，同时保持关节功能位；
（3）急性期过后指导患者适当进行关节功能锻炼，以利于关节液的交换，缓解疼痛，改善关节的挛缩，增强关节周围肌肉的力量，防止肌肉萎缩；
（4）指导患者进行四肢主动及被动功能锻炼：如肘、膝关节的屈伸、肩关节内旋、外展运动及腰背肌的锻炼；对瘫痪肢体做关节的被动运动和肌肉按摩，每日2~3次，每次30~60min；
（5）术后观察末梢血运，抬高患肢，检查是否包扎过紧，局部有无出血或者血液循环障碍；
（6）做好基础护理：皮肤、头发、口腔、会阴护理。

八、父母角色冲突

1.相关因素

（1）新角色的转换；

（2）心理因素。

2.评估

（1）患者及家属对新角色的认知；
（2）心理状态。

3.护理措施

（1）加强沟通，及时给予帮助，增加信心；
（2）引导患者准确定位自身的角色，分清主次，在多种角色中游刃有余；
（3）学会适应新角色。

九、腹泻

1.相关因素

（1）疾病因素：急慢性中毒、急性传染病、肠切除、菌群失调、短肠综合征、炎症、吸收障碍等；
（2）药物因素：放疗、化疗等；
（3）饮食因素：胃管饮食肠道功能紊乱，摄入不洁食物；
（4）心理因素：情绪紧张、焦虑，易导致胃肠道植物神经功能紊乱；
（5）过敏或乳糖不耐受。

2.评估

（1）引起腹泻的原因；
（2）患者主诉及伴随症状；
（3）腹泻的程度，如次数、大便性质；
（4）腹泻对机体的影响，如脱水、电解质紊乱、会阴部及肛周皮肤溃烂；
（5）意识、生命体征；
（6）实验室检查；
（7）用药史及副作用；
（8）术中肠道的切除范围；
（9）起病的时间，饮食史；
（10）皮肤弹性、有无口渴、尿量减少。

3.护理措施

（1）病情观察：包括排便、伴随症状、腹泻次数；
（2）饮食护理：饮食以少渣、易消化食物为主，避免生冷、多纤维、刺激食物；急性腹泻应根据病情和医嘱，给予禁食、流质、半流质或软食；

（3）活动与休息：急性起病、全身症状明显的患者应卧床休息，注意腹部保暖，以减弱肠道运动，减少排便次数，有利于腹痛等症状的减轻；

（4）用药护理：病因治疗为主，应用止泻药时注意观察患者排便情况，腹泻得到控制应及时停药；应用解痉止痛剂如阿托品时，注意药物不良反应如口干、视力模糊、心动过速等；

（5）肛周皮肤护理：排便频繁时，因粪便的刺激，可使肛周皮肤损伤，引起糜烂及感染，排便后应用温水清洗肛周，保持清洁干燥，涂无菌凡士林或抗生素软膏以保护肛周皮肤，促进损伤处愈合，必要时使用皮肤保护剂；

（6）遵医嘱补充电解质，维持水电解质及酸碱平衡；

（7）准确记录24h出入量。

十、腹泻的危险

1.相关因素

（1）感染因素：病毒、细菌、真菌感染等；

（2）饮食因素：饮食不当；

（3）气候因素。

2.评估

（1）大便的颜色、性质、量，有无脓血便及里急后重；

（2）生命体征；

（3）饮食；

（4）用药史。

3.护理措施

（1）观察大便的颜色、性质、量、次数、形状等；

（2）指导饮食要以清淡易消化食物为主，忌生冷、少油腻饮食，嘱患者进食高蛋白、高热量饮食，每日饮水量3000ml以上；

（3）卧床休息，注意腹部保暖，避免因受凉导致腹泻；

（4）使用易引起腹泻的药物时，观察患者排便情况，如出现腹泻予以对症处理；

（5）合理使用抗生素，避免肠道菌群失调。

十一、腹胀

1.相关因素

（1）疾病因素：胃肠功能紊乱、肠梗阻、肠套叠；

（2）癌细胞浸润；

（3）大量腹水、出血；

（4）活动减少致肠蠕动减弱。

（5）麻醉后反应；

（6）饮食不当，如术后进食产气饮食。

2.评估

（1）引起腹胀的原因、持续时间、伴随症状；

（2）腹部体征，如叩诊音性质、腹部柔软度；

（3）饮食习惯；

（4）胃肠减压是否通畅；

（5）肛门排气、排便情况；

（6）腹围、体重变化；

（7）呼吸形态；

（8）定期监测血常规、肝肾功、凝血功能。

3.护理措施

（1）积极治疗原发病；

（2）减轻腹胀，可采用肛管排气、应用灌肠或缓泻剂及腹部热敷薄荷油的方法缓解不适；

（3）严重腹胀时，可禁食并进行间歇性胃肠减压，以减轻腹胀症状。同时，要注意观察胃肠减压效果、引流物的性状和量；

（4）鼓励患者多活动，特别饭后应协助患者适当活动，促进肠蠕动，以缓解症状；

（5）饮食护理：鼓励患者少食多餐，多食用蔬菜、富含纤维食物，限制食用易产气的食物和引起便秘的食品，如豆类、牛奶、坚果、干果等；有腹水的患者应食用高蛋白、高热量、高维生素、低钠饮食，当血钠在130mmol/L时，应限制饮水量<1500ml/d；

（6）对于有腹水的患者应每日测量腹围和体重，观察其变化，做好记录；

（7）应用利尿药期间，要准确记录出入量，观察患者用药后的反应，防止水、电解质紊乱的发生；

（8）腹穿的护理：在操作中应观察患者生命体征、意识和面色；严格无菌操作，预防感染，腹穿后穿刺部位应用无菌纱布覆盖，同时注意有无液体渗出；详细记录腹水颜色、性状和量，每次放腹水不宜过多；大量放腹水后患者应卧床休息8~12h；

（9）指导患者术后尽早开始在床上适当翻身及活动四肢；视病情早期下床活动，防止肠粘连等并发症。

G

一、肝功能受损的危险

1.相关因素

（1）病毒、寄生虫、钩端螺旋体、细菌等感染；

（2）化学药品中毒；

（3）免疫功能异常；

（4）胆道阻塞；

（5）血液循环障碍；

（6）肿瘤；

（7）遗传缺陷。

2.评估

（1）患者的精神状态，活动量；

（2）有无恶心、呕吐，腹胀等症状；

（3）饮食习惯，液体摄入量；

（4）皮肤状况，有无黄疸、皮肤粗糙等；

（5）患者有无腹痛及疼痛的性质、部位等。

3.护理措施

（1）指导患者合理休息，保证充足的睡眠，减少疲劳，避免熬夜；

（2）指导患者进食清淡易消化饮食，严禁吸烟、饮酒，进食浓茶、咖啡、蒜、辣椒等刺激性食物，多食用新鲜的水果与富含纤维的食物，有助于防止便秘的发生；适当摄入益生菌类乳制品，调节肠道菌群；

（3）遵医嘱用药，减少刺激，保护肝脏；

（4）保持良好的心态，避免情绪激动引起肝损伤；

（5）适当活动：定期做运动，锻炼身体增加身体的免疫力，如散步、慢跑、太极等有氧运动；

（6）观察患者腹痛的部位、性质、持续时间及伴随症状，必要时给予止痛剂，并观察疗效及不良反应；

（7）定期监测肝功能各项数值变化。

二、肝性脑病的危险

1.相关因素

（1）疾病因素：门静脉高压、肝炎后肝硬化、低蛋白血症、低钠血症等；
（2）便秘、毒性物质不能清除，肠道有害物质如氨等物质的产生和吸收；
（3）感染、电解质及酸碱平衡紊乱、大量放腹水、过度利尿、进食蛋白质过多；
（4）药物因素，如使用安眠药等。

2.评估

（1）引起腹水、肝性脑病的潜在因素；
（2）心悸、呼吸困难及腹水消长情况；
（3）排便情况；
（4）情绪、神志意识变化。

3.护理措施

（1）积极预防和治疗消化道出血、电解质紊乱、感染等肝性脑病的诱发因素，避免不合理地大量放腹水或利尿，避免不合理地大量应用麻醉剂和镇静剂；
（2）观察腹水消长情况、定时测量腹围并记录；
（3）观察患者意识及神志变化、心理和情绪反应，一旦发现病情变化，及时报告医生，积极配合治疗；
（4）合理饮食，以碳水化合物为主，摄入足够的热量及糖类；
（5）慎用影响肝代谢的药物，避免肝脏进一步损伤；
（6）调整肠道酸碱值，刺激排泄。

三、肝静脉闭塞综合征的危险

1.相关因素

（1）大剂量的化疗和放疗引起肝细胞的损坏；
（2）病理因素。

2.评估

（1）测量体重、腹围；
（2）监测胆红素；
（3）患者的饮食。

3.护理措施

（1）观察患者有无黄疸、腹痛、腹水，皮肤禁用肥皂液清洗，避免抓挠；

（2）每日定时测量体重、腹围，并详细记录；

（3）指导患者低盐饮食，限制蛋白的摄入，少油腻，多食新鲜蔬菜、水果，禁烟、酒；

（4）不滥用药物，合理使用利尿剂；

（5）营养支持对症治疗，遵医嘱限制液体量，浓缩肠外营养液。

四、感染

1.相关因素

（1）组织外露；

（2）机体抵抗力差；

（3）侵入性诊疗操作。

2.评估

（1）判断既往有无溃疡感染史；

（2）机体营养状况，有无消瘦或肥胖；

（3）发热、热型及持续时间，机体的抵抗力；

（4）有创检查及治疗；

（5）明确的感染灶。

3.护理措施

（1）向患者及家属说明预防感染的重要性及宣传消毒隔离常识；

（2）嘱患者及家属不可用手直接触摸创面，床旁备手消液；

（3）保持病房环境清洁，室内定时通风、消毒；

（4）严格执行无菌技术操作，防止交叉感染。

五、感染的危险

1.相关因素

（1）皮肤破损，组织损伤，体液滞留；

（2）免疫反应受抑制，白细胞减少，血红蛋白减少；

（3）营养不良；

（4）插管治疗；

（5）引流管；

（6）介入性治疗；

（7）慢性疾病；

（8）获得性免疫缺陷。

2. 评估

（1）现存的危险因素：如开放性伤口和擦伤、气管插管、气管切开术、留置尿管等；

（2）血象、骨髓及细胞遗传学等检查；

（3）体温变化；

（4）监测感染的体征：表浅切口有红、肿、热、痛加重，切口、伤口、插管、引流管或导管有脓性分泌物；黄色或黄绿色痰提示肺部感染；评估尿的性状：浑浊、有腐臭味、血尿往往提示尿道或膀胱有感染；

（5）营养形态，包括体重降低史和血清白蛋白降低；

（6）可以引起免疫抑制的用药史或治疗；

（7）机体免疫力；

（8）长期使用抗生素者有无菌群失调。

3. 护理措施

（1）保持室内空气新鲜，开窗通风每日2次，每次15~30min，用0.5%过氧乙酸空气喷雾消毒每日2次，室内地面、床单位用"84"消毒液消毒；床上被服勤更换，保持清洁；

（2）遵医嘱使用抗生素，注意观察药物疗效和副作用；

（3）进食高热量、高蛋白、高维生素、易消化饮食；

（4）指导患者保持良好的卫生习惯，饭前、便后要认真洗手，不食不洁的生食；勤剪指甲，保持皮肤清洁，做好基础护理工作；

（5）严格执行无菌操作原则，落实手部卫生；

（6）做好保护性隔离，指导患者及时增减衣服，预防感冒，限制探视人数及有感染的人探视；

（7）保持良好的排便习惯，多饮水，每日2000~3000ml，多食富含纤维素的食物，以防大便干结致肛裂而造成肛周感染；

（8）妥善固定各引流管，保持引流通畅，防止发生逆行感染，观察引流液的颜色、性质及量；每日更换引流袋，严格遵守无菌操作原则，落实手卫生制度；胸腔引流管出口平面与引流瓶液面落差40~60cm；注意保护引流管周围皮肤，及时更换潮湿的敷料，保持其干燥，必要时涂以氧化锌软膏；

（9）定时协助患者叩背、咳痰，保持呼吸道通畅及肺部呼吸音清晰；呼吸道分泌物多者，给予氧化雾化吸入；咳痰无力，呼吸道分泌物滞留者，及早给予纤维支气管镜吸痰，观察痰液的颜色、性质，及时送检；

（10）观察体温、脉搏、呼吸和血压等变化，注意有无感染的迹象，若术后72h后，体温异常升高，持续＞38℃不降，则是感染的迹象，应报告医生确定感染部位，并及时处理；定期监测体温、血常规中白细胞及中性粒细胞等指标；

（11）术后观察切口处敷料情况，是否出现渗血、渗液；及时换药，严格遵守无菌原则；

（12）对意识障碍、咳嗽反射减弱的患者应勤吸痰、勤翻身、勤叩背、做好口腔护理；

（13）对吞咽功能障碍的患者采取正确的进食方式，防止误吸；

（14）讲解引起感染发生的危险因素，指导掌握预防感染措施；

（15）根据病情适当锻炼，提高免疫力。

六、感知改变：视觉/触觉

（一）视觉感知改变

1.相关因素

（1）疾病或创伤引起的视力障碍，继发于中风、颅内动脉瘤、脑瘤、创伤、重症肌无力、多发性硬化；

（2）年龄。

2.评估

（1）年龄因素对视觉的影响；

（2）确定视觉症状的性质、起因和视觉丧失的程度；

（3）疾病史及视觉问题，如眼外伤、眼疼痛；

（4）视野和视敏度；

（5）患者在视力障碍的限制下所具备的能力；

（6）患者对视力丧失的心理反应。

3.护理措施

（1）详细介绍病室环境，保持室内光线充足；

（2）移去环境中的障碍物，室内用品相对固定，常用物品放在患者视力范围内；

（3）教会患者使用呼叫系统，便于及时得到护士的帮助；

（4）避免过度用眼，保持用眼的卫生；

（5）适当做眼保健操，减轻视疲劳；

（6）嘱患者开关门时避免撞伤；

（7）选择高度适宜的床铺，床上休息时拉起扶栏；

（8）下床活动时要家属搀扶，避免跌倒撞伤；

（9）向患者解答视力障碍的程度及改变的原因，使其有正确的认识，减轻心理负担；

（10）嘱患者多进食富含核黄素的食物，如胡萝卜、蓝莓等；

（11）指导患者自我护理，反复告诉患者生活用品摆放位置，强化低视力患者的触觉、感知觉，让其逐渐熟悉环境，鼓励患者进行力所能及的活动，如漱口、洗脸、洗澡、如厕、进食等；

（12）指导患者遮盖疗法：遮盖一侧（最好是健眼），可消除因复视引起的不适和预防拮抗肌的挛缩；

（13）向患者及家属解释疾病的相关知识；

（14）视力较差患者给予生活协助，并固定家属照顾。

（二）触觉感知改变

1.相关因素

（1）偏瘫、截瘫；

（2）疾病或创伤引起的传导通路的损伤障碍。

2.评估

感觉障碍部位和程度。

3.护理措施

（1）每日用温水擦洗感觉障碍的部位，以促进血液循环和感觉恢复；

（2）指导并协助患者经常做肢体主、被动运动；

（3）注意患肢保暖，慎用暖水袋，防止烫伤；

（4）协助患者翻身每2h翻身1次，防止发生压力性损伤；

（5）保持患者床铺清洁、平整、干燥、无渣屑，防止感觉障碍的身体部分受损伤；

（6）加床档，防止坠床；

（7）恢复期患者练习行走时，应搀扶患者，并清除活动范围内的障碍物；

（8）进行知觉训练，如：用纸、毛线等刺激浅触觉；用冷水、温水刺激温度觉；用针尖刺激痛觉。

七、干眼症的危险

1.相关因素

（1）全身性因素：免疫系统疾病、内分泌系统失衡，如甲状腺功能异常、糖尿病及痛风等；

（2）眼局部因素：局部发生感染，如：结膜炎、角膜炎等；各种原因引起泪液动力学异常，如结膜松弛症、眼睑痉挛；角膜神经功能异常；

（3）环境因素：包括空气污染、光污染、射线、高海拔、低温度及强风力等；长期处于空调房内、户外活动少；

（4）过度用眼，如长时间驾驶、操作视频终端，近距离平面固视，睡眠不足等；

（5）长期佩戴角膜接触镜；

（6）各类手术导致，如角膜激光手术、白内障摘除术等；

（7）药物相关因素包括全身及局部用药；

（8）其他因素：如焦虑、抑郁等情绪。

2.评估

（1）患者全身状况，如年龄、发病时间，有无导致干眼症的疾病；

（2）生活习惯、吸烟史、作息时间及工作性质；

（3）了解用药史：全身用药，如更年期补充激素，服用抗抑郁药、抗胆碱、利尿剂、全身化疗药等；局部用药，如眼部使用消毒剂、抗病毒药、抗青光眼药物及含防腐剂滴眼液、眼膏等；

（4）有无局部手术史；

（5）查看泪液分泌情况；

（6）干眼严重程度；

（7）患者的生活环境，是否长期在室外、紫外线强及干旱的地区作业；

（8）可能存在的加重因素及诱因。

3.护理措施

（1）积极治疗原发病，及时停用或更换引起干眼症的药物；

（2）保持充足的睡眠，注意眼部休息，长时间使用电脑、手机等电子屏幕设备，应尽量保持在60cm以上的距离，视线保持向下约30°，使颈部肌肉放松，眼球表面暴露于空气中的面积减到最低；

（3）长期在空调环境工作者，应积极改善工作环境；

（4）泪液蒸发过多者，可佩带湿房镜或硅胶眼罩；

（5）突发的眼睛干涩、疲劳，可以使用人工泪液缓解眼部不适；也可做眼保健操，减少视疲劳；

（6）睑板腺功能障碍者应进行眼睑清洁、热敷及睑板腺按摩等，减少泪液蒸发；

（7）摄入足量水分、多吃新鲜水果、蔬菜，同时应增加维生素 A、B_1、C、E 及其他营养素的摄入；

（8）减少佩戴角膜接触镜，注意保养及局部卫生，避免感染的发生。

八、肛瘘的危险

1.相关因素

（1）反复发作的直肠、肛管周围脓肿；

（2）直肠、肛管特异性、炎性疾病，如克罗恩病、溃疡性结肠炎、结核等；

（3）恶性肿瘤；

（4）肛管外伤、手术后感染；

（5）不良饮食习惯，如长期食用辛辣、刺激、油腻饮食；

（6）不良生活习惯，如久坐、熬夜、嗜烟酒等。

2.评估

（1）是否有反复发作的肛周脓肿；

（2）是否有会阴部手术及外伤史；

（3）局部有无分泌物、瘙痒及条索状改变；

（4）全身症状：有无乏力、发热等；

（5）有无不良饮食、生活习惯。

3.护理措施

（1）积极治疗肛周脓肿，术后患者平卧4~6h，使肛门局部适当受压，忌剧烈活动；

（2）疼痛护理：给患者提供轻松的环境，分散其注意力，如听音乐、聊天等；遵医嘱给予镇痛剂，镇痛药勿空腹服用，以免出现胃肠道反应；

（3）保持局部伤口清洁干燥，大便后清洗肛周并及时换药，直至伤口完全痊愈；

（4）术后清淡饮食，忌食辛辣刺激、生冷、油腻食物；保持大便通畅，防止发生腹泻或粪渣堵塞肛窦；

（5）术后遵医嘱坐浴，注意肛周及会阴部卫生；

（6）分泌物多时要勤换内裤、勤洗暴晒；

（7）指导患者提肛运动，让患者自行收缩肛门5s，再舒张5s，收缩肛门时深吸气，舒张肛门时深呼气，如此连续进行5min，每日3~5次，以促进局部血液循环，增加局部抗病能力；

（8）心理护理：指导患者保持心情平静，避免精神紧张和恐惧心理，加重病情；

（9）改变生活方式，规律饮食，避免久坐、熬夜，戒烟酒等。

九、钢板移位的危险

1.相关因素

（1）骨质疏松；

（2）意外摔伤再骨折；

（3）术中钢板固定不牢；

（4）肢体过早负重。

2.评估

（1）患肢的疼痛、肿胀程度：原骨折固定部位，出现明显的锐痛、刺痛或者胀痛，可能钢板逐渐松动或者突然松动；

（2）局部畸形，同时出现异常活动，顶破皮肤或者皮肤下出现鼓起等；

（3）通过X线检查，观察钢板的位置。

3.护理措施

（1）向患者及家属讲解骨折术后的注意事项，功能锻炼应循序渐进；

（2）选择含钙量高的食物，保证摄入充足的钙，如奶制品等；

（3）根据医嘱下地行走，避免患肢过早负重，下地行走时，使用双拐，家属陪同；

（4）预防跌倒，穿防滑鞋、裤子不可过长、物品放在触手可及的地方、光线适宜，无障碍物等；

（5）观察患肢局部有无刺痛、肿胀、畸形，如有异常，及时复查。

十、高热惊厥的危险

1.相关因素

（1）感染；

（2）发热；

（4）大脑发育不完善；

（3）遗传因素。

2.评估

（1）引起惊厥的原因及诱因；

（2）惊厥发生的时间、程度、持续时间、伴随症状及全身表现等；

（3）意识、生命体征及血氧饱和度变化；

（4）使用止惊药物后的效果及用药史；

（5）患儿的年龄、体格和智力发育情况、家族史及既往史等。

3.护理措施

（1）保持病室安静、整洁，避免噪音、强光等刺激，拒绝探视；

（2）遵医嘱严密监测生命体征及意识的变化，如有异常立即报告医生并给予急救措施；

（3）如发生惊厥，应立即让患儿平卧、头偏向一侧，枕后放软垫，松解衣领，及时清除口鼻咽分泌物，保持呼吸道畅通，减少不必要的刺激；

（4）及时吸氧，迅速改善脑缺氧，减轻脑组织损伤；

（5）建立有效的静脉通道，遵医嘱给予止惊药物，并观察用药后效果；

（6）安慰关心患者，给予舒适体位；

（7）治疗护理操作应尽量集中进行，动作轻柔、敏捷。

十一、高血压危象的危险

1.相关因素

（1）情绪激动、紧张；

（2）活动、休息不当；

（3）血压控制未达到目标；

（4）不良的生活习惯。

2.评估

（1）是否有头痛、头晕、耳鸣情况；

（2）是否有恶心、呕吐的症状；

（3）颜面部是否出现苍白或潮红；

（4）是否有突然视物模糊症状；

（5）生活习惯的影响：有无饮酒、吸烟、熬夜等不良嗜好。

3.护理措施

（1）卧床休息，避免一切不良刺激，避免体力和脑力的过度兴奋；

（2）给予氧气吸入，保持呼吸道通畅，意识不清患者注意观察有无舌后坠，及时干预；

（3）观察有无恶心、呕吐、面色苍白或潮红、视力模糊等病情变化，如有不适，立即报告医生给予处理；

（4）建立静脉通路，遵医嘱给予速效降压药、镇静及脱水等治疗；

（5）严密监测血压变化，注意降压不宜过低，以免造成脑供血不足和肾血流量下降；如果出现出汗、头痛、不安、心悸、胸骨后疼痛等血管过度扩张的症状，应该立即停止药物注射，及时报告医生并协助处理；

（6）患者意识不清时，需24h专人陪护，防止发生坠床等不良事件；

（7）发生抽搐时正确使用牙垫，防止唇舌咬伤。

十二、个人应对无效

1.相关因素

（1）健康状况下降；

（2）治疗效果不满意；

（3）疾病威胁生命。

2.评估

（1）患者的情绪；

（2）了解患者心理状态及对治疗、护理的最佳期望；

（3）患者对问题处理的能力。

3.护理措施

（1）与患者进行有效的沟通，提供合理、有效的治疗建议；

（2）尽量满足患者心理需要，为患者解决实际问题；

（3）病情允许时，指导患者进行自我护理，让患者感受到自己有处理问题的能力，病情有所好转；

（4）帮助患者了解医院、病区环境，允许时可与治疗效果好的病友交流，共同商讨调理方法。

十三、沟通受限

1.相关因素

（1）气管插管、气管切开、咽部手术；

（2）呼吸困难导致发音困难；

（3）失语。

2.评估

（1）患者与工作人员的沟通情况；

（2）患者改变沟通方式能否表达自己的需求。

3.护理措施

（1）注意观察患者非语言的沟通信息；

（2）利用手语、唇语、文字的形式进行沟通；

（3）安排熟悉患者情况并能与患者有效沟通的护士进行连续性的护理；

（4）尽量提问一些简单的问题，

（5）鼓励患者多与他人沟通，以锻炼表达能力。

十四、孤独的危险

1.相关因素

（1）环境因素：如陌生、孤单、突变的环境；
（2）心理因素：自我意识强、自我评价不当；
（3）情绪、情感障碍，如悲伤、害羞、恐惧等；
（4）缺乏交往技巧。

2.评估

（1）心理状况；
（2）对治疗的配合情况。

3.护理措施

（1）医护人员应充分理解和尊重患者，向患者及家属介绍病室环境、病友及疾病的相关知识，树立战胜疾病的信心；
（2）指导患者进行心理自我调节，减少对疾病的过度关注，以最佳的心理状态接受治疗；
（3）告知家属和亲友，经正规治疗后，可以恢复正常的家庭和社会生活；
（4）关心爱护患者，给予患者精神和情感支持，减轻患者的心理压力。

十五、关节僵硬

1.相关因素

（1）长期卧床；
（2）关节内软组织纤维化；
（3）疾病活动期伴随的炎症反应；
（4）继发与长期存在的炎症引起的关节退变。

2.评估

（1）关节僵硬发生的部位、程度、持续时间（多长时间、间断或连续），伴随症状；
（2）对晨僵的反应：情绪、循环系统、呼吸系统方面等；
（3）对活动的耐受程度；
（4）是否有疼痛、关节畸形。

3. 护理措施

（1）卧床休息时，将肢体关节置于功能位，让神经肌肉保持松弛状态；

（2）平时注意保暖，夜间睡觉可戴弹性手套，避免受凉；避免长时间站立或行走；

（3）制订合理的休息与活动计划，进行适当的体育锻炼，增加肌肉力量，改善关节功能；

（4）晨起后关节晨僵，宜进行15min局部热敷，随后进行关节活动；

（5）选择质地轻柔的被子，用支被架支起，防止压迫足部形成足下垂；

（6）鼓励患者积极进行关节功能锻炼，先被动后主动，先简单后复杂，主要锻炼项目包括电疗、针灸、行走训练、站立训练、坐位训练、肌肉牵张训练、肌力训练等。

十六、过敏反应的危险

1. 相关因素

（1）过敏性体质：机体免疫力低下、代谢紊乱与酶缺乏、内分泌失调；

（2）使用药物或血液制品输注，机体应激状态影响抗原形成；

（3）物理因素，饮食不当；

（4）遗传因素，IgA缺乏。

2. 评估

（1）了解家族史、用药史、过敏史及疾病诱发因素；

（2）了解发病前有无环境、饮食的改变；

（3）发病前有无输注血制品；

（4）皮肤、胃肠道及生命体征、意识等。

3. 护理措施

（1）详细询问患者过敏史，指导患者避免接触过敏原，以免诱发过敏反应，应向主管医生及责任护士提供详细病史资料，完善过敏史、家族遗传史的病历记录；

（2）观察患者发生过敏反应后的局部及全身变化，如：有皮肤过敏伴瘙痒、皮疹者应指导患者避免抓挠、穿棉质衣物、勤换衣物、注意局部皮肤的保护，发病期间避免摄入辛、辣、刺激食物；

（3）发生输液引起的过敏性休克应立即停药，去除过敏原，给予中凹卧位，头部抬高10°~20°，下肢抬高20°~30°，以利于心脏血液回流；保持呼吸道通畅、清理呼吸道分泌物，予以吸氧；监测生命体征变化，建立静脉通道，必要时双通道，根据病情选用血管活性药，肾上腺素皮质激素、扩容等，若心跳呼吸停止，立即进行心肺复苏；

（4）发生输血引起的发热反应，轻者减慢输血速度，症状可以自行缓解，反应重者应立即停止输血，密切观察生命体征，发热者予以物理降温，并及时通知医生，必要时

遵医嘱给予解热镇痛药和抗过敏药,将输血器、剩余血连同贮血袋一并送检;

（5）发生输血反应引起的溶血反应:立即停止输血并通知医生,予以氧气吸入,建立静脉通路,遵医嘱给药;将剩余血液、患者血标本和尿标本送化验室进行检验;双侧腰部封闭,并用热水袋热敷双侧肾区,解除肾小管痉挛,保护肾脏;碱化尿液,静脉注射碳酸氢钠,增加血红蛋白在尿液中的溶解度,减少沉淀,避免阻塞肾小管,严密观察生命体征和尿量;发生休克症状时应立即进行抗休克治疗;

（6）呼吸道诱发的过敏反应,有明确过敏原者应尽快脱离过敏原,提供安静、舒适、温湿度适宜的环境,保持室内清洁、空气流通,病室内不宜摆放花草、避免接触羽毛或蚕丝织物等,提供清淡、易消化、足够热量的饮食,避免进食海鲜、牛奶、鸡蛋、生、冷食物;

（7）实施健康教育,如治疗方法、可能发生的并发症、药物使用方法、心理健康、饮食和生活方式等针对性的宣教,加强患者及其家属思想上的重视,引起患者对发生过敏的危险因素重视;

（8）在治疗过程中应给予患者心理疏导、安慰患者、消除紧张情绪。

十七、过敏性休克的危险

1.相关因素

（1）喉头水肿引起的呼吸困难;

（2）再次接触过敏原时,毛细血管通透性增加、循环血量减少致循环灌注不足而引起休克;

（3）平滑肌收缩与腺体分泌增加,导致呼吸道、消化道症状出现,加重休克。

2.评估

（1）意识、生命体征、呼吸的频率和节律;

（2）环境、饮食;

（3）有无既往过敏史（如:过敏性疾病、哮喘等）;

（4）有无食用成分不明的药物。

3.护理措施

（1）严密监测生命体征及血氧饱和度的变化情况;

（2）观察意识变化情况,如出现烦躁、表情淡漠、面色青紫等症状应及时报告医生并予以处理;

（3）遵医嘱使用抗组胺类药及糖皮质激素,防止发生喉头黏膜过敏水肿现象;

（4）当患者发生喉头水肿的紧急情况时,立即给予吸氧、建立静脉通路,准备气管切开或气管插管等抢救物品和药品,积极配合医生进行急救处置;

（5）当发生过敏性休克应立即停药,去除过敏原,给予中凹卧位,头部抬高10°~

20°，下肢抬高20°~30°，以利于心脏血液回流；保持呼吸道通畅，清理呼吸道分泌物，予以吸氧，监测生命体征变化，建立静脉通道，必要时双通道，根据病情选用血管活性药，如肾上腺素皮质激素、扩容等；若心跳呼吸停止，立即心肺复苏；

（6）避免再次接触过敏原；

（7）耐心安慰患者正确对待自己的病情，不要过分紧张。

H

一、呼吸机相关性肺炎的危险

1.相关因素

（1）口咽部及胃内容物的误吸；

（2）免疫功能降低；

（3）体位的影响；

（4）呼吸机管路的污染；

（5）病房空气消毒不彻底；

（6）年龄因素；

（7）护理因素：吸引不及时，口腔护理质量欠缺；

（8）吞咽、咳嗽功能减弱或消失。

2.评估

（1）体位情况及免疫功能；

（2）引起呼吸机相关性肺炎的潜在因素；

（3）病房环境因素；

（4）呼吸道保护性反射情况。

3.护理措施

（1）向患者详细解释呼吸机相关性肺炎发生的原因；

（2）保持室内空气新鲜，每日通风2次，每次15~30min，每月进行细菌学监测；

（3）提高医护人员的防范措施，加强无菌操作；

（4）加强呼吸道的管理：妥善固定人工气道管；湿化罐、雾化器内装液体应每24h全部倾倒更换灭菌用水，用后终末消毒，有效吸痰确保机械通气效果；

（5）加强营养支持，提高免疫力，危重症及时纠正水和电解质、酸碱失衡；

（6）将床头抬高30°~40°有利于胃内容物排空和食物消化，可有效减少或避免反流与误吸，每2h翻身叩背1次，鼓励患者深呼吸，有效咳嗽排痰；

（7）对痰液黏稠不易咳出的患者，遵医嘱进行雾化吸入，湿化气道促进排痰，注意观察药物的疗效和副作用；

（8）如无禁忌，取半卧位，有利于呼吸道分泌物的引流。

二、呼吸机依赖

1.相关因素

（1）原发疾病未得到改善或继发某些合并症；

（2）慢性阻塞性肺病患者撤机困难；

（3）呼吸驱动力不足或呼吸肌疲劳；

（4）营养不良或水、电解质平衡失调；

（5）心理因素；

（6）未按程序脱机、撤机。

2.评估

（1）患者自主呼吸能力；

（2）吞咽、咳嗽反射能力；

（3）患者的身体状况，如心脏血管功能与身体其他器官的功能；

（4）病程时间；

（5）呼吸机使用时间；

（6）心理因素：患者对呼吸机使用的依赖程度。

3.护理措施

（1）积极治疗原发疾病、预防并控制感染；

（2）加强呼吸道管理，及时清理呼吸道分泌物，保持呼吸道通畅；

（3）当患者度过急性期后，身体各个器官功能恢复正常，有能力自主呼吸时，根据患者状况，调整呼吸机参数，减少呼吸机辅助的比例，增加患者自主呼吸的比例，让患者逐渐适应；

（4）呼吸肌功能锻炼：为患者做全身按摩，鼓励患者做力所能及的运动，如举起双臂、抬高下肢等，无力时可做被动运动。训练时间选择在09:00~10:00和15:00~16:00。指导患者做腹式呼吸，以增加膈肌和腹肌力量，改善呼吸功能。刚开始每日3~4次，每次5~10min，根据患者的病情及耐受程度逐渐增加次数和时间。通过有效的呼吸肌锻炼可明显增强呼吸肌的肌力和耐力，提高运动能力，并可预防呼吸肌疲劳，起到改善功能、增强体力的作用；

（5）脱离呼吸机训练：在呼吸机支持模式下自主呼吸，应渐进式脱离呼吸机，经过呼吸功能测试，测试结果良好，才可以考虑脱离呼吸机。方法有很多种，通常会选择白天加以训练，晚上休息。训练时间长短必须依患者状况加以调整，训练脱离呼吸机的天数，以患者的反应决定；

（6）严格无菌操作：吸痰时戴无菌手套，在无菌操作下按照吸痰的操作流程为患者吸痰；人工气道时采用密闭式吸痰；吸痰前后及时洗手，一人一用一消毒一洗手，避免交叉感染；

（7）合理使用抗生素：正确及时抽取痰培养标本并留取呼吸机管道的细菌培养标本，根据每次的药敏试验结果，选择合适的抗生素，并定期进行痰培养检查，以便及时调整抗生素的使用；

（8）加强营养支持，给予患者心理疏导、安慰患者、消除紧张情绪。

三、呼吸困难

1.相关因素

（1）呼吸中枢和呼吸器官发育不成熟；

（2）感染、肺部疾病、心功能不全、腹水等；

（3）呼吸肌无力，膈肌、呼吸肌受累；

（4）呼吸道管腔狭窄，黏膜柔嫩，血管丰富，纤毛运动差；

（5）过敏、喉头水肿。

2.评估

（1）呼吸困难的原因、诱因，发病时间；

（2）生命体征、呼吸的频率、节律、深度等，如有无突然烦躁不安、胸闷、呼吸急促等；

（3）患者自身情况、精神状态，如进食、活动等；

（4）血氧饱和度、pH值、动脉血气分析数值等；

（5）缺氧是否改善，能否维持自主呼吸，有无皮肤、甲床发绀等；

（6）家属理解、配合程度。

3.护理措施

（1）给予舒适的卧位，如半卧位、高枕卧位等；

（2）遵医嘱予以氧气吸入，必要时进行动脉血气分析，监测氧分压和二氧化碳分压，调整氧流量和给氧方式；

（3）保持呼吸道通畅，及时清除呼吸道分泌物；

（4）仰卧位时可在肩下放置小软枕，避免颈部弯曲或过度后仰，导致呼吸道梗阻；

（5）加强巡视，观察呼吸的频率、节律、形态、深度；

（6）若婴幼儿出现呼吸暂停者，给予拍打足底、托背、刺激皮肤等处理；

（7）反复出现呼吸暂停者，可遵医嘱给予呼吸兴奋剂静脉输注；

（8）观察患者皮肤、甲床颜色，有无发绀、苍白等；

（9）协助患者进行生活护理；

（10）必要时备抢救仪器及用物于床旁。

四、呼吸衰竭的危险

1.相关因素

（1）呼吸道病变；

（2）肺组织病变，如肺气肿、ARDS等；

（3）肺血管疾病，如肺栓塞、肺梗死等；

（4）胸廓病变，如手术、外伤、气胸等；

（5）神经中枢系统疾病，如脑外伤、脑血管病变、重症肌无力、药物中毒等。

2.评估

（1）有无引起呼吸衰竭的诱因；

（2）呼吸的频率、节律、深度等，如潮式呼吸、点头样呼吸等；

（3）精神状态，如进食、活动等；

（4）血氧饱和度、动脉血气分析数值等；

（5）患者自身身体情况，有无并发症；

（6）家属理解、配合程度；

（7）意识及生命体征变化；

（8）听诊肺部，有无异常呼吸音。

3.护理措施

（1）嘱患者绝对卧床休息，给予舒适的体位，如半卧位、高枕卧位、坐位等，以利于呼吸；

（2）观察意识变化，监测生命体征，尤其是呼吸的类型、频率、深度、节律；

（3）遵医嘱给予湿化鼻导管或面罩吸氧，必要时给予呼气末正压通气，保持管路通畅，防止扭曲受压及患者面部压伤；保持呼吸道通畅，及时清理呼吸道分泌物，按需吸痰；

（4）积极处理原发病或诱因，纠正酸碱失衡和电解质紊乱，使用呼吸兴奋剂者，滴速不宜过快，严密观察用药后反应及效果；

（5）监测血氧饱和度和动脉血气分析，了解缺氧情况；

（6）嘱家属不宜随意调节氧流量，以免影响氧疗效果；

（7）根据病情做好气管插管、呼吸机辅助呼吸等抢救准备；

（8）准确记录出入量，观察尿量变化，如有异常及时报告医生处理；

（9）加强饮食护理，少量多餐，给予高热量、高蛋白、易消化、富含维生素的食物；

（10）做好基础护理，保持口腔清洁。

五、环境改变应激综合征

1.相关因素

（1）ICU 内环境特殊、无家属陪护、治疗的特殊需要；

（2）患者存在社交孤独、沟通不畅、制动、环境陌生；

（3）噪音过度、感觉单调或缺失；

（4）个人隐私无法保护及每日光线变化等。

2.评估

（1）患者的想法、感受、需求；

（2）患者的自理能力和社交情况。

3.护理措施

（1）改善 ICU 环境，减轻患者的应激。适当给予轻快的刺激，悉心营造出良好的人际关系氛围，尽量做到单间管理或隔帘遮挡；设置合理的接触人数及给予强度适中的刺激；减少监护仪和呼吸机发出的单调的声音；清除限制患者在床上活动的导线、导管，必要时采用遥测仪；

（2）改善患者的感觉缺失：在可视范围内悬挂时钟、日历以保持时间概念，尽量能让患者看到外面的环境；

（3）合理约束，减少不必要的约束性保护，减轻心理反应如激动、逆反、丧失尊严、恐惧及其他相关的复杂变化，酌情使用药物治疗；

（4）鼓励协助患者床上料理个人生活（如吃饭、洗漱、活动肢体等），逐步增加活动量，使其正常行为不断得到强化，逐渐摆脱自己是重病患者身份的心理；

（5）鼓励家属参与心理护理：探视前与家属沟通好共同做好患者的心理工作，允许家属探视，增加患者的信心，减轻患者的孤独感、对遗弃和分离的恐惧。

六、幻肢痛/幻肢觉的危险

1.相关因素

（1）部分或全部失去肢体；

（2）不适当的体位改变、活动；

（3）个体对疼痛的注意力会影响对疼痛的感觉程度；

（4）情绪因素；

（5）个体差异；

（6）外科治疗和护理因素。

2.评估

（1）疼痛的因素、部位、性质、程度、发作特点、持续时间；
（2）患者的体位，体位不适可能引起骨折部位牵拉痛；
（3）患者对疼痛的反应，情绪方面；语言、行为方面及耐受程度。

3.护理措施

（1）手术前做好解释宣教，使患者建立充分的思想准备；
（2）心理治疗是预防幻肢痛的有效方法；
（3）对疼痛病史较长的患者可轻轻叩击其神经残端，也可采用多种理疗，如热敷、离子透入等；
（4）早期装配假肢，如下肢假肢可早期下床，对残肢间歇性加压刺激；
（5）对幻肢痛多不主张采用止痛药物治疗，其属精神因素疼痛，使用药物，解决不了根本问题，易形成药物依赖。

七、黄疸

1.相关因素

（1）自身免疫性肝硬化；
（2）各种原因的肝损伤；
（3）肿瘤转移致肝功能损伤；
（4）胆管感染、梗阻的程度、部位；
（5）胰腺病变；
（6）生理性黄疸。

2.评估

（1）观察皮肤黏膜、尿、粪便颜色改变及巩膜的黄染程度；
（2）身体状况，询问患者皮肤有无瘙痒、是否完整等；
（3）转氨酶、直接胆红素、间接胆红素的情况；
（4）是否有胆汁淤积；
（5）血生化及尿常规的检查。

3.护理措施

（1）积极治疗原发病，密切观察病情变化，注意黄染分布、深浅和尿、粪便的颜色；
（2）保证患者充足的休息，增加舒适感，保证大便通畅，养成定时排便的好习惯，帮助减轻黄疸症状；

（3）根据病因，合理安排饮食，保证营养的摄取，适当进食粗纤维食物；

（4）提供相关知识指导：胆道结石患者常因胆道梗阻致胆汁淤滞、胆盐沉积而引起皮肤瘙痒等，应告知患者相关知识，剪短指甲，防止抓破皮肤；

（5）保持皮肤清洁，做好皮肤护理，减少刺激，可用温水擦洗以减轻瘙痒；

（6）瘙痒剧烈者，可遵医嘱应用药物如盐酸苯海拉明等进行治疗。

八、恢复能力障碍

1.相关因素

（1）因意识障碍，不能有目的移动躯体；

（2）因疼痛和不适，不愿移动躯体；

（3）因肢体瘫痪，躯体移动受限；

（4）卧床限制活动；

（5）耐力下降，使活动能力下降；

（6）脑水肿致脑组织发生功能和结构上的损害；

（7）脑缺氧致脑细胞代谢障碍；

（8）颅内压升高致脑血循环障碍；

（9）气管插管、气管切开或呼吸机的作用，使咳嗽、排痰受到限制；

（10）神经损伤致咳嗽反射障碍。

2.评估

（1）意识是否逐渐恢复；

（2）疼痛的部位、性质、程度；

（3）肢体肌力分级；

（4）卧床期间的生活需要是否得到满足；

（5）患者舒适程度，有无口腔炎、压力性损伤、坠床等发生；

（6）患者有无呼吸道堵塞及窒息发生。

3.护理措施

（1）保持患者舒适体位，意识障碍、精神障碍患者，使用床栏、约束带，必要时专人守护，防止坠床；

（2）协助患者翻身、叩背，每2小时1次，及时清除口鼻分泌物、呕吐物，保持呼吸道通畅；

（3）做好基础护理，口腔护理每日2次，大小便后及时清理肛周及会阴部皮肤；

（4）保持肢体功能位，并进行肢体按摩，每日3次；

（5）补充足够的水分，多食纤素丰富的食物，预防便秘；

（6）严格掌握热水袋、冰袋使用指征，防止烫伤或冻伤；

（7）吞咽、咳嗽反射障碍时不可经口喂食，以免引起吸入性肺炎、窒息；

（8）眼睑闭合不全者，以氯霉素眼药水滴眼每日3次，四环素眼膏涂眼每晚1次，并以眼垫覆盖患眼，以免发生暴露性角膜炎；

（9）保持病室清洁，维持室温18℃~22℃、湿度50%~60%；

（10）吸痰前先吸入纯氧或过度通气，每次吸痰时间<15s，防止脑缺氧；

（11）痰液黏稠时，遵医嘱气道湿化或雾化吸入每4~8h1次，必要时支气管镜下冲洗吸痰。

九、恢复能力增强的趋势

1.相关因素

（1）临床治疗率高；

（2）生活能力增强；

（3）家属照顾及时周到；

（4）营养充足；

（5）心理护理及时，增强患者战胜疾病的信心；

（6）康复治疗系统全面；

（7）身体机能明显恢复；

（8）免疫能力提高；

（9）使用药物，疼痛明显减轻；

（10）训练的积极性显著提高。

2.评估

（1）疾病的恢复程度，身体状况；

（2）自理能力，如偏瘫患者及瘫痪患者自理能力的程度；

（3）营养程度，了解饮食是否搭配合理；

（4）心理状况，配合程度；

（5）疼痛；

（6）活动时间及耐受程度。

3.护理措施

（1）督促患者合理进行康复训练，循序渐进；

（2）辅助患者完成自身无法完成的活动；

（3）帮助患者正视心理问题，学习解决问题，进行有效的健康教育指导，做好心理护理；

（4）与患者共同制定一个短期目标，促进学习主动性，减少失败，从而增强患者的康复信心；

（5）鼓励患者生活自理，必要时给予辅助；

（6）与康复治疗师沟通制订可行的"康复家庭作业"，对患者进行的活动尝试给予积极的鼓励，记录成功的活动项目；

（7）在患者增强活动耐力的范围内，鼓励患者从事尽可能多的运动，以增强协调性，从而促进机体的恢复；

（8）提供患者选择的机会，并让患者计划自己的运动项目，以减轻无用感，加快机体恢复的可能性。

十、恢复能力障碍的危险

1.相关因素

（1）运动功能障碍：

①肌肉无力：表现为弛缓性偏瘫，病侧肢体随意运动障碍；

②肌肉痉挛：肢体运动瘫痪在发生和恢复过程中，出现病侧肢体肌张力增高或痉挛，伴有随意运动障碍；

③异常运动：受到肌紧张的变化和异常反射等因素的影响：a联合反应；b协同运动；

④不自主运动；

⑤共济失调；

（2）感觉障碍；

（3）语言和吞咽功能障碍；

（4）视觉和知觉障碍；

（5）认知障碍；

（6）生活能力降低；

（7）家庭负担重。

2.评估

（1）患肢弛缓性瘫痪，有无主动运动；

（2）肌张力是否增加，有无痉挛出现；

（3）可随意引起共同运动，痉挛加重；

（4）痉挛加重或减轻，共同运动减弱；

（5）痉挛显著减轻，共同运动失去优势，完成较难的分离运动及正常模式的主动运动；

（6）有无痉挛运动消失。

3.护理措施

（1）指导患者将动作简化，包括上下肢反射活动、共同运动、分离运动与协调运动内容，即起身、坐起及坐位平衡能力；

（2）健侧用力伸展肘关节时，患侧胸大肌出现收缩这种反应可以利用在康复初期运动迟缓阶段，应用于诱发主动运动的康复训练；

（3）上肢屈肌协同运动模式：肩胛骨上举后撤；肩关节外展外旋；肘关节屈曲；前臂旋后；腕关节屈曲；手指屈曲内收，尤以拇指明显；

（4）下肢屈肌协同运动模式：骨盆上抬后撤；髋关节屈曲外展外旋；膝关节屈曲；踝关节背屈内翻；

（5）足趾伸展上肢伸肌协同运动模式：肩胛骨前方突出下降；肩关节内收内旋；肘关节伸展；前臂旋前；腕关节伸展；

（6）手指关节屈曲、内收；下肢伸肌协同运动模式：髋关节伸展、内收内旋；膝关节伸展；踝关节底屈伴内翻；足趾屈曲；

（7）身体推拿、处于被动活动及起身、站起、徒步锻炼，以避免身体畸形、肌肉萎缩；

（8）瘫痪身体的手指关节应屈伸、稍屈曲，为达到效果，患者手上可放一块海棉团；腕关节微曲，上肢肩关节脱位稍外展，防止骨节内收，伸髋、伸膝；为避免脚部松弛，使膝关节，稍背曲；为避免下肢外旋，在两侧部可放置沙包或其他自制支撑柱；

（9）瘫痪好转时，患者要积极地锻炼生活起居专业技能；医务人员和亲属要给予恰当的具体指导和积极的协助，激励患者进行力所能及的事，防止并发症；

（10）瘫痪身体的健身运动和触觉神经产生阻碍，部分血管神经营养成分差，若被压迫时间较长，易产生压力性损伤；翻身叩背每2小时1次，刺激咳嗽咳痰，以避免坠积性肺炎的发生；

（11）多吃蔬菜、水果，以确保补充身体内所需的各种营养成分，尤其是水、维他命和甲基纤维素；

（12）培养良好的排便习惯，避免便秘。为促进消化，顺时针按摩腹部，每次推拿5~10min；

（13）必要时遵医嘱服药。

十一、活动计划无效

1.相关因素

（1）病理生理因素：

①与影响氧的运输有关的因素，如继发于循环系统的先天性心脏病、心肌病、充血性心力衰竭、心律失常、心绞痛、心肌梗死、贫血等疾病以及继发于呼吸系统的慢性阻塞性肺疾病、支气管肺脏发育不良、肺不张等疾病；

②与代谢率增加有关的因素，如继发于急、慢性感染、内分泌代谢紊乱、慢性肾病或肝病以及神经肌肉骨骼疾病等；

③与能量供给不当有关的因素，如肥胖、饮食不当、营养不良等；

（2）治疗因素：

①与代谢率增加有关的因素，如恶性肿瘤、外科手术、诊断性检查和治疗过于频繁等；

②与氧气运输功能受损有关的因素，如血容量下降，卧床时间过长等；

（3）情景因素：

①与缺少活动有关，如继发抑郁、缺乏动力、静坐的生活方式；

②与代谢率增加有关，如使用辅助性器具（助走器、拐杖）、极度应激、疼痛、环境障碍（如楼梯）、气候异常（特别是潮湿而炎热的气候）、空气污染（如烟雾、粉尘）、大气压的改变（如迁往海拔高的地区生活）等；

（4）成熟度方面：部分患者可能会感到肌肉力量及灵活性减弱，同时有感觉缺失，自信心降低，也会直接或间接地促使活动无效的发生；

（5）疼痛；

（6）营养状况；

（7）严重外伤：颈椎、脊柱骨折、头颅损伤。

2.评估

（1）有无心肺方面的疾病，包括心功能分级，肺功能分级；

（2）整体身体状况，有无慢性疾病；

（3）有无骨折；

（4）有无疼痛；

（5）营养状况：体重指数、患者体态，询问饮食结构，有无严重偏食；

（6）神经系统疾病，如帕金森病、阿尔兹海默症；

（7）患者对活动的反应。

3.护理措施

（1）降低活动计划无效的因素；

（2）逐渐增加活动量（确定可能的最大活动程度）；

（3）测量静息时的脉搏、血压和呼吸，如生命体征异常，需增加活动时，应与医生协商；

（4）生命体征异常及出现不适症状，应中断活动，降低活动的程度，频率及时间；

（5）制定活动安排和目标，对于长期卧床患者，在床上进行主动或被动的肢体活动，3次每日，以保证肌肉张力和关节活动范围；

（6）从床上活动逐渐过渡到坐、站、在房间内行走，根据患者耐力决定，活动时穿舒适的鞋，活动中间要休息，一日休息数次，饭后休息1h；

（7）活动出现疲倦、心肌缺血症状立即停止活动（脉搏加快，呼吸困难，胸痛）；

（8）有慢性肺功能不全的人，使用控制呼吸的技巧，包括缩唇呼吸法和腹式呼吸法，鼓励每日增加活动以防"肺功能减退"，呼气训练：

①腹式呼吸训练：训练时患者取仰卧位，吸气时肩和胸部保持不动并尽力挺腹，呼

气时腹部内陷。可在仰卧位下做双下肢屈髋屈膝，两膝尽量贴近胸壁的训练，以增强腹肌力量；

②缩唇呼气训练，教会患者用鼻腔缓慢地深吸气后，呼气时将嘴唇缩紧，如吹口哨样，吸气与呼气比例为1:2或1:3。

十二、活动计划无效的危险

1.相关因素

（1）引起活动计划无效的因素；

（2）心肺功能受损的患者；

（3）躯体受伤活动障碍，如四肢瘫痪、严重畸形患者；

（4）转移能力障碍；

（5）自理缺陷，如脑卒中偏瘫患者；

（6）疼痛；

（7）营养不足；

（8）严重外伤：

（9）继发于急、慢性感染、内分泌代谢紊乱、慢性肾病或肝病以及神经肌肉骨骼疾病等；

（10）患者知识缺乏、配合欠佳。

2.评估

（1）有无心肺方面的疾病，包括心功能分级，肺功能分级；

（2）整体身体状况，有无慢性疾病；

（3）临床治疗的进展；

（4）疼痛的部位及原因；

（5）肌力；

（6）营养状况，测量体重指数；

（7）有无神经系统疾病，如帕金森病、阿尔兹海默症；

（8）活动的积极性；

（9）造成危险因素的原因；

（10）知识缺乏的程度。

3.护理措施

（1）指导患者改变活动方式以调整能量消耗减少心脏负荷；如出现活动后疲惫、呼吸困难，应停止相应活动；

（2）保证充分的休息：患者休息时尽量减少不必要的护理操作并保持病室环境的安静和舒适。采取的体位以患者自觉舒适为原则，对于因呼吸困难而不能平卧者可采取半卧位，坐位身体前倾，并使用枕头、靠背架或床边桌等支撑物增加患者的舒适度，指导患者穿着宽松的衣服并避免盖被过厚而造成胸部压迫等加重不适；

（3）呼吸训练：指导慢性阻塞性肺气肿患者做腹式呼吸和缩唇呼气训练，以提高呼气时支气管内压力，防止小气道过早陷闭，利于肺内气体的排出；

（4）逐步提高活动耐力：在保证充足睡眠的基础上，与患者协商并制订日间休息与活动计划，以不感觉疲乏为宜。如病情允许，可有计划地逐步增加每日活动量并鼓励患者尝试一些适宜的有氧运动，如室内走动、室外散步、快走、慢跑、太极拳、体操等，逐步提高肺活量和活动耐力；

（5）增强肌力与耐力训练：

①增强肌力：使原先肌力减低的肌肉通过肌力训练，肌力得到增强；

②增强肌肉耐力：使肌肉能够维持长时间的收缩；

③功能训练前准备：通过肌力训练使肌力增强，为以后的平衡、协调、步态等功能做准备，随着肌力的改善，随时可以做辅助量的精细调节；

④等长收缩训练：肌肉收缩时，没有可见的肌肉缩短或关节运动。具体方法为：指导患者全力收缩肌肉并维持5~10s，重复3次，中间休息2~3min，每日训练1次。如骨折手术后石弯制动的早期训练中，为避免给损伤部位造成不良影响，可选用这种方法进行肌力增强训练；

（6）调动患者的积极性：训练中经常给予语言鼓励并显示训练的效果，以提高患者的信心进而主动参与；

（7）掌握肌力训练的适应证和禁忌证：尤其对心血管疾病患者、老年人、体弱者等高危人群，应在治疗师指导下训练，密切观察患者的情况，严防意外发生；

（8）做好训练前准备，根据评估，合理选择训练方法、运动强度，避免过度训练。

十三、活动无耐力

1.相关因素

（1）疾病因素：手术创伤、肿瘤化疗、贫血、心功能不全等；

（2）疲劳、虚弱，身体状况不佳；

（3）呼吸困难，缺氧；

（4）被迫卧位，活动受限；

（5）心理因素，缺乏动力或抑郁。

2.评估

（1）引起活动无耐力的因素；

（2）出血、贫血情况：面色、结膜、甲床颜色，有无胸闷、心悸及活动无耐力的情况；

（3）饮食、休息情况；

（4）有无面色苍白、虚弱、头晕、呼吸困难等症状；

（5）活动能力，是否能按计划活动；

（6）心肺状态，如心率、血压、血氧饱和度等。

（7）每日摄入的饮食；

（8）活动过程时需要的辅助工具及可能出现的危险情况。

3.护理措施

（1）提供舒适、安静的休息环境，保证充足的睡眠；

（2）进食高蛋白、高维生素、易消化、易咀嚼的食物，水肿患者限制食盐摄入量，每日不超过5g，防止钠潴留，加重水肿；每餐进食量不宜过饱，可少量多餐；

（3）心功能Ⅰ~Ⅱ级者，遵医嘱给予氧气吸入每日3次，每次1h，心功能Ⅲ~Ⅳ者取半卧位，减少回心血量，给予间断低流量吸氧；

（4）讲解活动无耐力的原因及限制活动量的重要性，根据心功能分级决定活动量，让病人理解所安排的护理计划，使其能主动配合，避免过度疲劳；

（5）活动期间监测心率、呼吸、血压的改变，出现异常，立即停止活动；

（6）指导患者循序渐进进行活动：先活动四肢→半坐卧位→坐床沿→坐床凳→床边活动→室内活动→走廊活动→户外活动；

（7）监测患者活动后的反应，并指导患者自我监测技术：

①测量休息时脉搏；

②测量活动中脉搏；

③测量活动停止时脉搏；

④测量活动后3min脉搏；

（8）协助患者翻身及进行肢体的被动运动；

（9）观察患者有无腹胀，定时检查血常规，及时补充电解质；

（10）告知家属24h陪护，生活用品放在触手可及的地方，指导患者使用呼叫器，下床活动时应有家属搀扶，防止坠床和跌倒；

（11）嘱患者改变体位时动作缓慢，防止体位性低血压，床尾放置醒目的防跌倒、坠床标识；

（12）陪同或协助患者外出检查，根据病情可用轮椅或平车推送。

十四、活动无耐力的危险

1.相关因素

（1）长期卧床、活动时间较少；

（2）代谢率增高：感染、肿瘤、急慢性疾病、应激状态；

（3）营养供给不当：肥胖、营养不良等；

（4）心理因素：抑郁、缺乏动力等；

（5）心功能不全、氧供不足、一氧化碳中毒，严重贫血等。

2.评估

（1）活动耐受程度；
（2）不愿活动的原因及活动能力；
（3）精神状态，营养情况；
（4）心、肺功能；
（5）关节疼痛、活动情况；
（6）对活动的反应。

3.护理措施

（1）活动无耐力的程度、活动和休息方式；
（2）指导合理活动，循序渐进；
（3）监测活动后的反应，并教会家属做好监测，如出现以下情况应停止活动，立即休息并报告医生：如活动时心跳增快、呼吸困难、胸痛、心悸、乏力等；
（4）正确评估病情，制订个性化的活动指导计划；
（5）补充充足的营养及水分，给予流食或半流食；
（6）24h专人陪护，预防跌倒、坠床等不安全事件发生。

J

一、肌肉萎缩、关节强直的危险

1.相关因素

（1）石膏固定肢体活动受限；

（2）缺乏功能锻炼知识。

2.评估

（1）患者肌力、关节活动情况；

（2）患者家属对锻炼方法的掌握情况。

3.护理措施

（1）评估引起患者肌肉、运动系统功能退化的危险程度；

（2）向患者家属反复讲解有关肌肉萎缩、关节强直的不良后果；

（3）鼓励并实施主动的或被动的患肢功能锻炼、按摩疗法；

（4）定期复查，及早干预肌肉萎缩、关节强直的影响因素。

二、激素不良反应的危险

1.相关因素

（1）激素的不适当使用；

（2）大剂量、长期使用；

（3）随意停用药物。

2.评估

（1）基础疾病、既往病史；

（2）患者及家属对激素知识的掌握；

（3）患者对激素的敏感程度。

3.护理措施

（1）应用激素期间，按时监测血压、血糖、电解质、肝肾功能、血钙等，密切观察生命体征、关节活动度情况；

（2）注意胃肠道症状，观察有无大便出血情况，及早发现可能因激素引起的消化道溃疡及出血；

（3）向患者讲解激素治疗的重要性，使患者主动配合治疗；

（4）遵医嘱按时服药，不可擅自增减剂量、或者停药；

（5）给予安全教育，避免剧烈运动意外受伤；

（6）加强心理护理，引导患者正确面对激素不良反应。

三、急性成瘾物质戒断综合征的危险

1.相关因素

（1）神经化学因素

①外源性成瘾物质大量进入体内，后与中枢阿片类受体相结合，致使内源性阿片类物质分泌受到抑制；

②内源性阿片类物质的分泌不能满足人体的需要，从而导致体内出现阿片类物质缺乏的状态；

③β-内啡肽能促进淋巴细胞转化；

（2）心理学因素：即心理层面的成瘾因素

①安全型依恋模式；

②焦虑回避型依恋关系；

③焦虑抗拒型依恋关系；

④紊乱型依恋关系；

（3）生理学因素；

①遗传基因问题；

②主要与丘脑非特异性核团有关的成瘾性调控；

（4）环境学因素

①家庭环境；

②工作环境；

③人际交往；

（5）精神病理因素

①由于神经系统的混乱而引起；

②反复使用精神活性物质者；

③长期顽固的自发性疼痛所致；

④长期精神性疾病所致；

（6）药物因素

①阿片类药物在镇痛的同时会出现呼吸抑制、恶心呕吐、皮肤瘙痒和便秘等不良反应，长期使用或非医疗滥用，会产生戒断症状和成瘾；

②阿片受体主要以强啡肽为内源性配体，与阿片类药物成瘾性的产生密切相关；

（7）长期大量使用可能成瘾的食物可能产生成瘾性依赖。

2.评估

（1）用药种类与药物剂量；

（2）是否有戒断反应及戒断的严重程度，有无抽搐和谵妄等症状；

（3）有无饮酒、抽烟或其他使用成瘾性物品的习惯；

（4）有无合并焦虑和其他精神障碍；

（5）是否有躯体疾病或需要长期使用药物控制的慢性疾病；

（6）是否有间断使用其他精神活性药物的既往史；

（7）疾病，如：原发性神经性头痛、周围神经痛等；

（8）是否有需要长期药物控制的癌性疼痛史。

3.护理措施

（1）给患者提供安静舒适、明亮通风的病房；

（2）建立良好的护患关系，取得患者的信任和配合；

（3）按时监测生命体征，并做好记录；

（4）对患者进行宣教，让患者了解成瘾物质对身体的危害、初期的戒断反应症状及对应自我调节的方法；

（5）密切观察患者病情变化，当出现情绪不稳定、焦躁不安时及时予以心理疏导；

（6）指导患者养成规律的饮食习惯，忌烈酒、浓茶、咖啡、蒜、辣椒等刺激性食物；

（7）采用中医针灸治疗，针刺镇痛的主要机理是促进中枢神经系统内源性阿片肽的释放；

（8）对于长期应用止痛药的患者遵医嘱酌情减量及采取其他治疗方法，如微创手术及神经阻滞治疗等；

（9）应用音乐疗法，分散患者注意力。

四、急性排斥反应的危险

（一）角膜移植

1.相关因素

（1）植片排斥反应；

（2）自身免疫力下降。

2.评估

（1）术后有无角膜刺激征；
（2）有无疼痛，视力下降；
（3）眼压；
（4）结膜囊有无异常分泌物。

3.护理措施

（1）密切观察患者病情变化，如发现患者缝线脱落、伤口裂开、虹膜脱出、植片移位、眼压升高等，应及时报告医生进行检查处理；
（2）观察患者眼部是否流泪、视力是否骤降等可能是角膜排斥反应的先兆症状，及时报告医生并遵医嘱对症处理；
（3）术后早期使用中高浓度糖皮质激素滴眼液进行局部抗炎；
（4）遵医嘱使用抗排斥反应药物，并观察用药后的反应及效果；
（5）避免剧烈运动，防止眼外伤引起出血，影响移植片的效果；
（6）术后为患者提供易消化的半流食，饮食以富含维生素、蛋白质类为主，忌食辛辣、海鲜及羊肉等食物，以免引起眼部排斥反应，影响愈合；
（7）短期内避免重体力劳动，防止碰撞，并注意增强体质，预防感冒。

（二）肝脏/肾脏移植

1.相关因素

（1）患者自身疾病的发展；
（2）供者的选择；
（3）营养状况；
（4）患者及家属对疾病相关知识的了解。

2.评估

（1）健康史：病史、过敏史，有无腹膜炎，肾区有无疼痛，有无压疼、叩击痛以及疼痛的性质、范围、程度等；
（2）身体状况：肝肾功能代谢情况，营养状况、腹水、肝区疼痛、黄染情况；
（3）辅助检查：影像学检查、免疫学检查、神经系统功能状况；
（4）心理及社会支持状况。

3.护理措施

（1）采取舒适的卧位，指导患者早期活动；
（2）严密观察意识及生命体征；

（3）引流管的护理：观察引流管胆汁的颜色、量及性质并准确记录，保持引流管的通畅，避免打折；

（4）预防感染：病室定时通风，紫外线照射，隔离室置空气净化器；保持口腔清洁；鼓励患者咳嗽排痰，必要时雾化吸入；保持皮肤清洁，更换消毒床单、被套、衣服；合理使用抗生素；

（5）饮食护理：术后患者胃肠功能恢复后给予低盐、低脂肪、高热量、高维生素，流质、半流质食物至正常饮食；保持大便通畅以避免腹压增高；术后3~4周内，所有饮食及食物均需微波炉加热消毒后方可食用；禁用乳酸类饮料、酒类及食物，禁暴饮暴食；

（6）出血的观察：持续心电监测，密切观察生命体征的变化；观察引流液的颜色及伤口渗血情况，异常时及时报告；

（6）及时准确记录每小时出入量；

（7）心理护理：讲解成功案例，树立战胜疾病的信心；创造温馨舒适的环境；在条件允许的情况下，尽可能满足患者需求；

（8）观察排斥反应：观察是否有畏寒、烦躁不安、失眠、体温升高等症状；是否有移植肝区疼痛、胆汁异常、黄疸；定期监测血药浓度；每日测空腹体重；观察尿量、血压、移植肾区局部情况。

（三）骨髓移植

1.相关因素

（1）免疫反应调节异常；

（2）病毒因素。

2.评估

（1）周围环境；

（2）饮食和主诉；

（3）病情变化；

（4）药物的不良反应；

（5）心理状态。

3.护理措施

（1）观察耳后、掌心皮肤的变化，皮疹出现的时间、部位；

（2）勿用手挠抓皮疹处；

（3）保证床单位整洁，皮肤清洁，避免热水刺激；

（4）皮肤干裂涂尿素软膏，出血水疱时避免受压，皮肤剥脱时不撕拉皮肤；

（5）观察记录腹泻次数、量、性状，及时留取标本，遵医嘱给予止泻药物；

（6）便后清洗肛周，温水坐浴后涂抹红霉素软膏，预防破损和感染；

（7）食用清淡易消化无菌流质、半流质饮食，必要时禁食，全胃肠外营养；

（8）观察皮肤、巩膜有无黄染，尿液颜色是否正常，评估有无肝区叩痛；

（9）监测肝功能，卧床休息，退黄、降低转氨酶护肝治疗；

（10）及时给予保肝药物输注，必要时透析治疗。

五、脊髓神经功能障碍的危险

1.相关因素

（1）术中脊髓、神经被牵拉；

（2）术后脊髓水肿、出血、供血障碍；

（3）硬膜外血肿压迫。

2.评估

（1）双下肢感觉运动情况；

（2）大小便情况。

3.护理措施

（1）术后72h内，严密观察双下肢的感觉、运动及括约肌功能，并与术前做比较，发现异常，及时报告医生处理；

（2）遵医嘱准确及时使用脱水剂、肾上腺皮质激素，以预防反应性脊髓水肿；

（3）一旦出现脊髓神经功能障碍，立即配合医生进行处理；

（4）给予舒适的卧位，协助患者生活护理；

（5）多关心、安慰患者，给予心理支持，增强患者安全感。

六、记忆功能障碍

1.相关因素

（1）近期记忆障碍减退；

（2）遗忘状态；

（3）睡眠质量；

（4）脑外伤、痴呆、应激、酒精中毒等；

（5）急性或慢性缺氧、心输出量降低、水或电解质失衡、神经系统紊乱、过多环境干扰等因素。

2.评估

（1）患者的精神状态，如疲劳；

（2）患者的行为，如走失；

（3）睡眠情况；

（4）心理状态；

（5）自诉或被观察到有健忘的现象；

（6）学习能力；

（7）能否回忆起过去或最近发生的比较重要的事件。

3.护理措施

（1）嘱家属24h陪伴，并签署陪护告知书；

（2）加强巡视，班班交接，协助并鼓励患者坚持自主护理；

（3）给患者佩戴身份腕带，记录联系人的详细信息；

（4）做好患者外出检查、治疗的交接班，记录患者出入科时间、去向、陪送人员姓名；

（5）鼓励协助患者摄入充足的营养，保证身体基本需要；

（6）保证足够的睡眠，让大脑得到充分的休息；

（7）用脑时，应安排短暂休息和户外活动；

（8）尽量避免过度紧张、焦虑和激动的情绪；

（9）防止不良情绪对脑细胞造成强烈刺激；

（10）保证每周3次40min的有氧运动；

（11）情感支持：尊重患者，切忌嘲笑患者，多给予患者心理支持，要鼓励和赞赏患者的每一点进步，提高患者的自信心和成就感，避免大声训斥；

（12）安全护理：房间布局要简洁，有一定的活动空间，移开障碍物。

七、记忆受损

1.相关因素

（1）近期记忆障碍减退；

（2）遗忘状态；

（3）睡眠质量。

2.评估

（1）患者的精神状态，如疲劳；

（2）患者的行为，如走失；

（3）是否长期睡眠不足。

3.护理措施

（1）保证足够的睡眠，让大脑得到充分的休息；

（2）用脑时，应安排短暂休息和户外活动，避免刺激大脑；

（3）尽量避免过度紧张、焦虑和激动，鼓励家属多与患者说话交流，利用熟悉的声音帮助患者恢复记忆；

（4）防止不良情绪对脑细胞造成强烈刺激；

（5）保证每周3次40min的有氧运动；

（6）避免单独外出，同时家属要在患者衣兜放置"患者信息卡片"，要求家属24h陪护，防止走失。

八、家庭运作过程失常

1.相关因素

（1）语言沟通障碍：疾病使患者出现语言功能障碍；家庭成员间亲近感减弱、没有沟通；

（2）家庭运作过程改变：家庭情况改变或家庭危机；持续性悲伤与不能满足家庭成员情感需要；

（3）孤独的危险：情感上有失落感，社交孤立；

（4）依附性关系受损：父母患病没有能力满足自身需要，因承担父母角色而产生焦虑；父母或子女存在躯体障碍；

（5）无效性角色行为；

（6）家庭应对能力缺陷；

（7）决策冲突；

（8）社会交往障碍：身体活动受限、心理与健康状况改变。

2.评估

（1）家庭结构与功能、家庭经济、家庭资源等；

（2）家庭生活方式与饮食习惯；

（3）家庭环境和个人的健康状况；

（4）个体和家庭存在的问题，了解问题与健康的关系；

（5）家庭成员间的关系、亲密度；

（6）家庭问题的压力来源，家庭的重大事件可能解决的程度，社交能力。

3.护理措施

（1）与患者建立非语言沟通方式，利用纸和笔书写、使用带图的卡片、手势或电子产品等表达方式，进行非语言沟通训练；

（2）向家庭介绍沟通交流方法，指导家庭成员间良好的沟通以化解矛盾、解决家庭问题、促进家庭成员间有效沟通；

（3）指导家庭营造一个具有教育性质的环境和场所；

（4）介绍和强化有效的家庭交流方式、应对技巧和行为；

（5）指导家庭成员的行为与家庭目标、需要和活动相一致；

（6）为家庭成员提供情感支持，分担忧愁，并给予安慰和鼓励；

（7）对家庭进行健康教育，并与家庭进行信息交流，包括健康信息和其他与家庭有关的信息；

（8）帮助家庭认识自身功能和力量，增强家庭自身的活动能力和承担责任的能力；

（9）了解患者对人际关系的曲解，鼓励其参加集体活动，建立良好的社交关系。

九、假体脱位的危险

1.相关因素

（1）部位：髋关节易发生脱位；

（2）肢体位置不正确；

（3）肢体移动或搬动方法不妥；

（4）功能锻炼方法不正确。

2.评估

（1）假体部位疼痛情况；

（2）患肢体位。

3.护理措施

（1）向患者说明假体脱位的严重性，从思想上提高认识；

（2）术后采取适宜的体位，如髋关节置换术后平卧位时患肢外展30°，保持中立位；

（3）患足穿丁字鞋，两腿之间放置软枕，防止患肢过度内收、外展；

（4）避免患者做过度外旋、内收的动作，如翘二郎腿；

（5）指导患者下床的方法：先下健肢，后下患肢；穿衣时先患肢，后健肢；脱衣时先健肢，后患肢。

十、睑球粘连外翻或内翻的危险

1.相关因素

（1）暴露性角膜炎；

（2）眼球运动障碍；

（3）角膜少许新生血管。

2.评估

（1）有无感染或交叉感染；

（2）角膜水肿及角膜创面情况；

（3）受损区角膜缘是否有新生血管增生和假性胬肉增生。

3.护理措施

（1）向患者做好解释工作，取得配合；

（2）遵医嘱正确冲洗点眼；

（3）密切观察患者眼内分泌物和受损区角膜缘是否有新生血管增生和假性胬肉增生；

（4）避免揉眼，避免重体力劳动，充分休息，注意生活规律，避免烟酒及刺激性食物。

十一、焦虑

1.相关因素

（1）感到个体健康受到威胁，如患病、受伤或有损伤性的检查等；

（2）疾病因素：诊断不明，治疗效果差，疾病的反复发作，预后；

（3）环境的改变，如住院、进入手术室、进入特殊检查室或治疗室、进入监护室等；

（4）经济条件受限；

（5）角色转换。

2.评估

（1）以往的生活方式、兴趣爱好；

（2）病前性格；

（3）经济状况，家庭条件；

（4）文化程度；

（5）既往健康状况，是否有慢性疾病；

（6）对疾病的认识程度；

（7）焦虑程度；

（8）与他人的相处情况；

（9）睡眠形态。

3.护理措施

（1）入院后详细介绍科室主任、护士长、主管医生及责任护士，帮助患者熟悉环境，消除陌生感；

（2）评估焦虑的原因、表现及程度；

（3）与患者积极沟通，鼓励患者表达自身的感受及想法，采取针对性的心理干预措施；

（4）与患者家属加强联系，帮助患者振作精神，增强战胜疾病的信心；

（5）利用各种机会向患者讲解疾病相关知识和注意事项，做好个性化护理；

（6）帮助患者解除顾虑，树立信心，密切配合，给予同情和支持；

（7）保护患者隐私，尽量安排患者在人少安静的病房，多关心安抚患者，增强患者治疗信心。

十二、角膜受损的危险

1.相关因素

（1）先天因素：基因异常导致角膜上皮或基底细胞受损；

（2）机械性外伤所致：

①外力或异物造成的伤害；

②化学因素：强酸、强碱等化学物品进入眼睛；

（3）病原微生物引起的局部炎性反应；

（4）泪膜功能障碍引起的各种类型的干眼症；

（5）角膜神经功能异常：

①角膜敏感性下降，影响泪液的分泌和角膜神经对上皮细胞的营养和支持；

②糖尿病及面神经或三叉神经手术后的患者；

（6）眼睑或睑缘病变：

①睑内翻倒睫；

②睑缘炎或睑板腺功能障碍；

③各种原因导致眼睑闭合不全；

（7）眼表炎性反应；

（8）角膜变性及内皮损伤；

（9）滥用眼药；

（10）长期佩戴隐形眼镜导致角膜缺氧；

（11）全身代谢性疾病，如糖尿病，由于长期受到血糖浓度异常的影响，角膜上皮细胞增殖修复能力下降。

2.评估

（1）了解全身疾病是否导致角膜损伤；

（2）了解患者有无佩戴隐形眼镜的习惯，佩戴时长及保养习惯；

（3）用眼习惯，近期局部用药史及眼部治疗反应；

（4）角膜邻近组织，如结膜、巩膜、房水；

（5）角膜损伤位置及形态、损伤程度、角膜知觉；

（6）眼表分泌物的性状、量；

（7）视力受损情况；

（8）泪膜功能，如泪液分泌功能、泪膜稳定性；

（9）有无眼睑疾病。

3. 护理措施

（1）预防各种可能对角膜造成损伤的操作，如强光直射眼睛，消毒液、血液、污水等溅到眼内；

（2）做好患者的眼部清洁护理工作，每日定时使用干净柔软的毛巾用温水清洗颜面部和眼睛；

（3）暴露性角膜损伤者使用不含防腐剂的人工泪液维持眼表湿润，夜间使用抗生素眼膏预防感染，或形成人工湿房保护角膜；

（4）保持结膜囊清洁，分泌物多者及时擦拭或冲洗，有角膜穿孔危险时避免冲洗；

（5）严重角膜损伤尤其是溃疡严重者，滴眼时应减少对眼部的刺激，避免挤压眼球，保持大便通畅，避免屏气、咳嗽、用力排便等动作，防止角膜穿孔；

（6）加强营养，进食富含维生素的食物和新鲜水果，忌食辛辣刺激食物；

（7）遵医嘱按时局部点眼，保持手卫生及眼部卫生；

（8）保证充分的休息，避免用眼过度，提供安静、舒适的环境，病房适当遮光，避免强光刺激，外出应佩戴有色眼镜或眼罩遮盖。

十三、角色紊乱

1. 相关因素

（1）疾病影响；

（2）心理因素；

（3）对疾病的认识不足；

（4）患者生理机能减退。

2. 评估

（1）文化程度；

（2）患者心理状态；

（3）对疾病的应对措施。

3. 护理措施

（1）通过与患者建立良好的护患关系和信任感，运用沟通技巧，了解患者需要；

（2）帮助患者了解并承认自己的疾病，告知患者疾病的发生、发展及转归，鼓励患者参与诊疗计划的制订，配合医疗护理工作；

（3）帮助患者运用已掌握的有关知识，增强遵医行为，改变不良生活方式及行为；

（4）鼓励家属及亲友参与到诊疗过程中，提供情感支持，增强患者治疗信心；

（5）尽可能为患者提供一个舒适安静、温湿度适宜的环境；夜间灯光柔和，有利于患者入睡；

（6）护理人员要以尊重和关心的态度与患者多交谈，鼓励患者以各种方式表达心理感受，接受患者所呈现的焦虑和失落，使患者在表达感受的同时获得情感上的支持；

（7）出院时给予健康指导，帮助患者及家属正确认识疾病，提高认识和适应能力；

（8）鼓励患者参加正常的社交活动。

十四、进食自理缺陷

1.相关因素

（1）意识障碍；

（2）神经症状；

（3）肌肉无力；

（4）骨骼疾病；

（5）视力障碍性疾病；

（6）进食活动受限；

（7）抑郁、焦虑等心理障碍；

（8）活动耐力下降；

（9）年龄因素：婴幼儿缺乏独立能力，老年人感知、认知及运动障碍；

（10）疼痛、躯体形态缺陷等。

2.评估

（1）年龄及自理能力；

（2）意识情况；

（3）神经症状；

（4）肌肉活动力量；

（5）是否躯体残疾；

（6）视力情况；

（7）是否有疼痛或躯体不适；

（8）就餐环境；

（9）饮食习惯；

（10）食物的温度。

3.护理措施

（1）根据患者情况，选择适合的进餐方式，必要时可协助喂饭或管胃饮食；

（2）疼痛患者给予适当止痛，避免因疼痛影响胃口和自我进食的能力；

（3）饭前、饭后给予口腔护理，提供良好的口腔卫生；

（4）给患者提供利于自行进餐的环境和体位，尽可能坐在椅子上或坐卧位；

（5）提供适当的用具，如吸管、勺子；

（6）保证食物的软、硬度或黏稠度适合患者的咀嚼和吞咽能力；

（7）保持食物的温度适当，不要过热或过冷；

（8）询问患者是否需要戴假牙或眼镜；

（9）向患者及家属了解喜欢或不喜欢的食物；

（10）对于有感知缺陷的患者：

①选择不同的盘子，帮助患者进行区别；

②鼓励患者吃"用手指能拿得住的食物"，以促进患者的独立性；

③注意合理放置食物在盘子里的位置；

（11）对认知有缺陷的患者：

①提供隔离、安静的环境，直到患者能够自主进食，不容易分散注意力为止；

②让患者了解进餐设备的位置和使用方法。

十五、颈心综合征的危险

1.相关因素

（1）颈背神经根受颈椎骨刺的刺激和压迫所致；

（2）长期的椎体稳定性降低；

（3）年老体弱。

2.评估

（1）心前区疼痛的程度及持续时间；

（2）有无心律失常及伴随胸闷症状。

3.护理措施

（1）建立良好的护患关系，维护患者尊严，了解患者的心理需求；

（2）创造良好的治疗环境，增强患者对医护人员的安全感和信任感；

（3）讲解颈椎病预防方法、颈部的保健运动及中老年人常见疾病的临床表现及防护方法，增强自理能力；

（4）卧床休息，按照医嘱治疗服药，不随意增减药量及次数；

（5）减少劳损，戒烟限酒；

（6）患病期间停止一些日常活动和过度活动颈椎的运动。

十六、局部血肿的危险

1.相关因素

（1）系带包扎过松；

（2）凝血机制障碍；

（3）全身疾病因素。

2.评估

（1）系带松紧度；

（2）凝血机制；

（3）伤口有无血肿出现；

（2）局部血肿程度。

3.护理措施

（1）向患者说明术后伤口加压包扎的必要性及重要性；

（2）术后护理注意局部伤口系带加压包扎的松紧度，必要时使用沙袋压迫局部；

（3）观察伤口敷料有无渗血渗液，及时换药；

（4）凝血机制异常患者，各项护理操作时应动作轻柔，穿刺后延长按压时间；

（5）禁止术后过度活动，如扩胸运动、上肢上举等，一般术后2周后可做适当活动。

十七、借助轮椅活动障碍

1.相关因素

（1）肢体疼痛；

（2）外用的器具；

（3）行走具备的强度和耐力不足。

2.评估

（1）病情及自理能力程度；

（2）双上肢是否具有驱动轮椅的能力；

（3）双上肢的肌力；

（4）疼痛程度。

3. 护理措施

（1）确定与正确使用轮椅有关的因素：知识、力量、心理活动；

（2）告知患者及家属轮椅的使用方法及要点；

（3）患者使用轮椅时必须有家属陪同；

（4）指导患者坐轮椅的变化姿势，并且每隔 15min 抬起半边臀部以减轻压力，在遇到台阶、斜坡及绕过障碍的时候，能够操纵，移动前锁好轮椅；

（5）演示安全使用、移动轮椅；

（6）让患者演示技巧，评价其效果及安全性。

K

一、开放性气胸的危险

1.相关因素

（1）密闭式引流管脱出，胸膜腔与外界相通；

（2）水封瓶内水太少，长管与外界相通。

2.评估

（1）引流装置是否处于密闭状态，各接口及引流瓶中液体是否符合要求；

（2）患者呼吸困难的程度是否得到改善；

（3）皮下气肿、捻发感减轻或消失。

3.护理措施

（1）向患者及家属交代引流装置的重要性及发生意外紧急处理的方法；

（2）妥善固定处理好引流装置的各个接口，引流瓶中长管必须浸入液面2cm以上；

（3）观察胸腔闭式引流情况，及时发现并处理意外情况；

（4）注意插管周围皮下有无气肿、捻发感；

（5）听诊双肺呼吸音，及时发现和了解双肺呼吸音不对称的原因，并采取相应措施；

（6）发现有引流管脱出，应立即通知医生，并用凡士林纱布覆盖，用纱布棉垫封闭引流管口，并且严密观察，对症处理。

二、空气栓塞的危险

1.相关因素

（1）手术及麻醉操作：

①体外循环手术空气未排尽，产生的微气栓；

②鼓泡或膜式氧合器将静脉血氧合后去泡不完全；

③外科坐位手术导致静脉内压低于大气压；

④腔镜手术中腹内压增加，出血创面暴露使CO_2快速进入血液循环；

⑤腔镜检查、造影术、腰麻时空气未被及时排出体外；

⑥头颈部手术、严重创伤、术中血容量不足的情况下损伤静脉；

（2）输液操作不当：

①输液时空气未排尽；

②导管连接不紧，有裂隙；

③加压输液、输血时无人在旁边看护；

④液体输完未及时拔出或更换；

（3）中心静脉穿刺置管操作或管理不当；

（4）胸外伤；

（5）血管内介入操作；

（6）血液透析；

（7）前置胎盘，子宫破裂，剖宫术。

2.评估

（1）意识状态，有无头痛、头晕、烦躁等中枢神经系统症状；

（2）肢体活动情况，有无行为改变、肢体疼痛、突然出现的肢体活动障碍、强直性或阵发性抽搐等；

（3）呼吸状态、频率，有无呼吸困难、血氧饱和度下降、口唇发绀等；

（4）有无皮下气肿；

（5）X线、CT、MR等检查结果；

（6）有无咳嗽、咳痰，评估痰液的性质及量；

（7）心脏术后患者的意识、肢体活动情况；

（8）心率、心律、脉搏强弱，有无脉搏短绌、心动过缓等；

（9）肺部呼吸音，听诊时是否出现滴答声、典型的收缩期粗糙磨轮样杂音；

（10）有无中心静脉压明显升高、呼气末 CO_2 下降、低氧血症、高碳酸血症等症状；

（11）有无剧烈的胸背部疼痛、心前区压抑感出现。

3.护理措施

（1）紧急处理：

①患者出现空气栓塞症状（出现胸骨后异常不适或胸骨后疼痛，呼吸困难，严重发绀），立即关闭输液、输血管道；

②协助患者左侧卧位、头低足高位或屈式位，使空气进入右心室，避开肺动脉入口，快速叩击患者背部；

③检查输液管道是否处于紧密状态，更换输液器或排净输液器内残余气体；

④高浓度氧气吸入，氧流量8~10L/min；

⑤心电监护，严密观察生命体征，观察呼吸状态、频率及血氧饱和度；

⑥听诊肺部呼吸音，观察患者面色，是否有胸闷、气促、出汗的情况；

⑦准备好抢救药品及物品，配合医生进行紧急救治；

⑧安慰患者，减轻紧张、恐惧情绪；

⑨详细记录病情变化及抢救经过，做好交接班；

（2）确保有效执行医嘱：遵医嘱应用抢救药物，出现脑性抽搐时可应用安定、激素减轻脑水肿、应用肝素和小分子右旋糖酐改善循环；解痉、镇静、强心、利尿、平喘等对症处理；

（3）预防措施：

①加强责任心，避免操作时设备装配错误或排气不彻底；

②加强术中监测，警惕可能引起气栓的高危手术、麻醉或穿刺操作的影响，并做好处理预案；

③在腔镜手术中，选择CO_2作为气腹；

④一旦出现气体栓塞的相关症状或体征时，如低血压、$PETCO_2$降低、呼吸困难等，应及时排查并积极妥善处理；

⑤输液、输血前认真检查管路，排尽管道内的空气，确保管路无破损，衔接紧密；

⑥加强巡视，密切观察，及时更换液体，以免空气进入静脉形成栓塞；

⑦加压输液、输血时不能离开，注意液体输尽之前及时关闭导管或更换液体；

⑧注意监测CVP，注意补液，防止CVP过低；

⑨各种腔镜操作中防止过度通气；

（4）加强巡视，注意倾听患者主诉；

（5）保持病房环境安静舒适，调节好适宜的温湿度，室内定时开窗通风；

（6）监测动脉血气分析，及时处理；

（7）观察末梢循环、肢体温度、颜色情况；

（8）准确记录24h出入量，维持水电解质平衡；

（9）遵医嘱控制输液量，并限制水分、钠盐摄入。

三、恐惧

1.相关因素

（1）住院环境陌生；

（2）意外伤害刺激、生命受到威胁；

（3）病程迁延、疾病愈后不可知、不确定；

（4）创伤、手术等；

（5）进一步检查及对其结果感到不安和害怕；

（6）健康状况改变。

2.评估

（1）引起恐惧的因素；

（2）恐惧的内容、强度和形式；

（3）躯体症状，有无自主神经功能紊乱症状；

（4）抗焦虑药物的疗效和不良反应。

3.护理措施

（1）建立良好的护患关系，主动介绍主管医生，责任护士，病区环境，消除其紧张心理；

（2）告知家属积极参与，共同努力缓解患者的恐惧心理；

（3）提供安全舒适的环境，减少应激源的刺激；

（4）鼓励患者表达内心感受，对患者的恐惧表示理解和关心，对患者的进步及时给予肯定；

（5）在恐惧害怕时，陪伴患者，及时给予安慰、解释和支持；

（6）配合医生使用脱敏疗法，教会患者松弛和舒展的方法，如肌肉放松、深呼吸等，增强患者的应对能力；

（7）对伴有抑郁情绪和自杀行为的患者按抑郁护理常规护理；

（8）做好患者和家属的相关疾病知识宣教；

（9）鼓励家属和朋友给予患者关心和支持，积极配合治疗与护理。

四、口干症的危险

1.相关因素

（1）口腔唾液分泌减少；

（2）鼻咽癌放射治疗无法避开唾液腺和口腔黏膜。

2.评估

（1）有无间歇性腮腺肿痛；

（2）有无猖獗性龋齿（牙齿慢慢变黑继而小片脱落，最终只留残根）；

（3）有无口干、舌痛、舌面干、裂、舌乳头萎缩。

3.护理措施

（1）室内湿度控制在50%~60%，温度保持在18℃~22℃；

（2）鼓励患者多饮水，多吃促进唾液分泌的食物，如话梅，山楂等；戒烟戒酒，避免油炸、辛辣、咸酸、粗糙的刺激性食物；

（3）放疗前需要做口腔预处理，如拔除牙齿残根、修补龋齿、治疗口腔炎症等；放疗中出现张口困难，加重口干症的症状，嘱患者做张口训练每日3~5次，每次100下；放疗中出现口腔溃疡、假膜、疼痛时，放疗结束30min内给予口含冰块，也可用生理盐水和利多卡因、地塞米松混合液漱口，以起到镇痛消炎效果；放疗后2~3年内勿拔牙，防止颌骨坏死；

（4）注意口腔卫生，保持口腔清洁，每次进食后用凉水或淡盐水漱口，睡前、晨起用软毛牙刷刷牙，动作轻柔。

五、口腔黏膜改变

1.相关因素

（1）高热、感染；
（2）机械因素，如气管插管、留置胃管；
（3）长期禁食；
（4）口腔不洁；
（5）与用药有关，如化疗药物致菌群改变；
（6）化学损伤：如服毒。

2.评估

（1）引起口腔黏膜改变的因素；
（2）口腔黏膜改变的部位、大小、程度；
（3）口腔黏膜改变对进食的影响；
（4）患者进食的态度；
（5）患者口腔卫生习惯。

3.护理措施

（1）指导患者做好口腔卫生，预防口腔感染，用0.02%的醋酸氯已定溶液或等渗盐水漱口每日3~4次；
（2）口唇干裂可涂抹无色润唇膏或少许石蜡油保护；
（3）口腔溃疡面可遵医嘱给予口腔溃疡贴局部贴敷，根据咽拭子培养结果选择合适的漱口液；
（4）指导患者食用流质或半流质饮食，防止过硬、过咸、辛辣刺激性食物，以免加重刺激，损伤口腔黏膜。

六、口腔黏膜完整性受损的危险

1.相关因素

（1）脱水；
（2）用药，如抗生素、化疗药物；
（3）营养不良；消化不良、胃肠功能弱；
（4）呼吸形态（用口呼吸）；

（5）化学性损伤，如酸性食物、有害物质；

（6）机械性损伤，如假牙、支架、插管；

（7）禁食超过24h；

（8）口腔卫生差；

（9）感染。

2.评估

（1）口腔黏膜的颜色是否完整；

（2）进食和饮食的能力；

（3）引起口腔黏膜改变的因素；

（4）呼吸形态；

（5）口腔卫生习惯；

（6）营养状况；

（7）药物的副作用。

3.护理措施

（1）观察并记录患者牙龈、口腔黏膜等情况，需要时做咽拭子培养及痰培养；

（2）病情允许时，指导患者饭后、睡前刷牙，注意动作要轻，勤更换牙刷，使用小头的软毛牙刷；不能刷牙者加强口腔护理，每日2次，根据口腔pH值及致病菌种类选择合适的杀菌、抑菌、促进组织修复的漱口液含漱；避免使用口香糖等代替清洁口腔；

（3）遵医嘱给予抗生素治疗，控制感染情况；

（4）合理饮食，共同制定食谱，保证摄入足够的营养及热量，以增加机体抵抗力，避免进食辣、酸等带有刺激性的食物，食物温度要适宜；

（5）病情严重不能进食者，协助用吸管帮助患者进流质饮食。

L

一、狼疮性脑病的危险

1.相关因素

（1）炎性反应；

（2）严重的、自发的系统性红斑狼疮（SLE）；

（3）中枢神经系统变化；

（4）心理状态。

2.评估

（1）运动协调性；

（2）精神状态；

（3）语言表达能力；

（4）有无头痛、癫痫发作。

3.护理措施

（1）以卧床休息为主，活动时动作要慢，不可起立过猛，以防发生晕厥；

（2）意识障碍者取仰卧位，头偏向一侧，确保呼吸道的通畅，严防窒息；

（3）严密观察病情变化，包括血压、意识、呼吸、瞳孔尿量血肌酐的变化；

（4）严密观察有无出现幻觉、兴奋、反应迟钝、肢体麻痹、言语不利等；

（5）遵医嘱给予激素治疗，并告知患者及家属治疗的重要性，不能擅自减量或停药；

（6）剧烈头疼、恶心、呕吐、抽搐及呼吸困难者，及时给予对症处理；

（7）24h陪护，签署告知书，做好安全护理，防止发生意外。

二、漏尿的危险

1.相关因素

（1）造瘘管引流不通畅；

（2）感染。

2.评估

（1）肾周引流管内引流液量有无增加；
（2）肾造瘘管引流是否通畅；
（3）有无伤口漏尿的局部症状。

3.护理措施

（1）密切观察肾区及腹部有无触痛、肿胀，若有漏尿迹象，及时通知医生，更换敷料，保持伤口干燥；
（2）保持引流管通畅，严防受压、折叠并注意引流液的颜色及量；
（3）术后向患者解释肾周引流管的作用；
（4）监测体温及白细胞计数，以及有无局部及全身继发感染症状。

三、颅内压增高

1.相关因素

（1）颅内占位性病变：如肿瘤、血肿、脓肿等；
（2）颅内感染性疾病：各种原因引起的脑炎、脑寄生虫病；
（3）颅脑损伤：脑挫裂伤、颅内血肿、颅骨骨折等；
（4）脑血管疾病：脑梗死、高血压脑病等；
（5）脑缺氧：心脏骤停、中毒、窒息、溺水等；
（6）内分泌功能紊乱；
（7）先天性异常；
（8）药物因素。

2.评估

（1）意识状态（GCS评分）、瞳孔大小、对称性、对光反射、眶外运动、眼球向上凝视的完成情况，有无头痛、头晕、恶心、呕吐等症状；
（2）生命体征；
（3）言谈举止、思维过程、记忆力；
（4）运动-感觉方面的症状：肌张力增高，反射亢进，巴宾斯基征（+）；
（5）颅内压变化，颅内压>2kPa（15mmHg），持续5min，应报告医生。

3.护理措施

（1）抬高床头30°，以利于颅内静脉回流，减轻头痛症状，昏迷病人取侧卧位，便于呼吸道分泌物排出；
（2）严密监测意识、瞳孔、生命体征变化；

（3）遵医嘱按时输入甘露醇及甘油果糖等脱水降颅压药物，并观察用药后效果；

（4）保持正常的体温，可用退热剂、温水擦浴、变温毯降温；发热可提高颅内压；

（5）保持大便通畅，已发生便秘者切勿用力屏气排便，可用缓泻药或低压小量灌肠通便，避免高压大量灌肠；

（6）观察患者头晕、头痛、呕吐情况，呕吐剧烈时暂停进食，及时报告医生给予处理。

四、颅内压增高的危险

1.相关因素

（1）颅内占位性病变：如肿瘤、血肿、脓肿等；

（2）颅内感染性疾病：各种原因引起的脑炎、脑寄生虫病；

（3）颅脑损伤：脑挫裂伤、颅内血肿、颅骨骨折等；

（4）脑血管疾病：脑梗死、高血压脑病等；

（5）脑缺氧：心脏骤停、中毒、窒息、溺水等；

（6）内分泌功能紊乱；

（7）护理不当，造成颅内压升高；

（8）药物因素。

2.评估

（1）意识状态（GCS评分）、瞳孔大小、对称性、对光反射、眶外运动、眼球向上凝视的完成情况，有无头痛、头晕、恶心、呕吐等症状；

（2）生命体征；

（3）言谈举止、思维过程、记忆力；

（4）有无运动-感觉方面的症状：肌张力增高，反射亢进，巴宾斯基征（+）；

（5）颅内压变化；

（6）有无呼吸不畅、鼾声呼吸。

3.护理措施

（1）伤后卧床休息1周以上，抬高床头15°~30°；

（2）严密监测意识、瞳孔、生命体征变化；

（3）呕吐时头偏向一侧，及时清除呕吐物，防止误吸；

（4）高流量吸氧，以改善脑水肿，并保持呼吸道通畅；

（5）遵医嘱脱水治疗，并观察脱水效果；

（6）保持大便通畅，已发生便秘者切勿用力屏气排便，可用缓泻药或低压小量灌肠通便，避免高压大量灌肠；

（7）避免护理不当，造成颅内压增高。

五、脑疝的危险

1.相关因素

（1）各种原因致颅内压增高；

（2）颅内压增高的速度；

（3）颅内病变部位、颅内代偿能力；

（4）不当的腰穿，放脑脊液过多、过快；

（5）不当的搬动患者；

（6）输液过量、过快。

2.评估

（1）监测意识、瞳孔和生命体征；

（2）有无脑疝的前驱症状：头痛、呕吐、血压升高、脉搏加快、呼吸不规则，意识障碍加重，一侧瞳孔散大。

3.护理措施

（1）密切观察意识、瞳孔、生命体征及肢体活动，出现脑疝征象之一者，立即报告医生；

（2）遵医嘱快速静脉输入20%甘露醇100~125ml，并观察用药效果；

（3）高流量吸氧，保持呼吸道通畅，有痰者，应及时吸痰；

（4）必要时配合做好脑室穿刺脑脊液外引流，以解除局部脑组织受压，抢救病人生命；

（5）呼吸不规律者不宜频繁更换体位，但要注意避免压力性损伤的发生，必要时放置气垫床；

（6）配合做好急诊开颅术前准备：备皮、配血、禁食、禁饮，必要时给予镇静剂。

M

一、漫游状态

1.相关因素

（1）心理社会因素；

（2）睡眠过深；

（3）遗传因素；

（4）发育因素；

（5）生活规律紊乱，环境压力因素。

2.评估

（1）发作时，患者意识呈朦胧状态，可在室内走动，但多数情况下会自行或在他人引导下安静的回到床上；

（2）发作时不宜唤醒，对他人呼叫无言语反应；

（3）清醒后短时间有茫然或困惑感；

（4）清醒后不记得发作过程；

（5）夜惊；

（6）睡眠时做一些较为复杂的行动，如穿衣服、吃东西、说话、离开卧室或走出家门、开车等；

（7）异常行为：如在衣柜小便；

（8）在没有意识的情况下进行性行为；

（9）突然清醒后易发脾气。

3.护理措施

（1）培养良好的睡眠习惯，日常生活规律，避免过度疲劳和高度紧张的状态，注意早睡早起，锻炼身体，使睡眠节律调整到最佳状态；

（2）注意睡眠环境的控制，睡前关好门窗，收藏好各种危险物品，以免梦游发作时外出走失，或引起伤害自己及他人的事件；

（3）注意保护性医疗制度，如清理障碍物；

（4）不在患者面前谈论其病情的严重性及其梦游经过，以免增加患者的紧张、焦虑及恐惧情绪，避免使梦游症状加重；

（5）对于发作原因与心理因素有关者可以通过催眠治疗等，澄清问题，清除心理因素的影响程度，可有一定治疗效果；

（6）发作时家人应注意看护，防止意外事故发生；

（7）发作次数不多，一般无需治疗；

（8）对正在发作的患者注意不要强行唤醒患者，可能会使患者出现更为严重的意识模糊，兴奋躁动状态，应将其安静舒缓的引到床上；

（9）多数患者随着年龄的增长，梦游症状会逐渐减少，最终彻底痊愈，对于较严重的患者应适量服用镇静药物可加深睡眠，有一定疗效。

二、镁离子中毒的危险

1.相关因素

（1）肾脏排镁减少，如甲状腺功能减退，肾上腺皮质功能减退；

（2）使用镁制剂过多；

（3）骨镁释放增多，如骨肿瘤、恶性肿瘤骨转移；

（4）细胞内镁大量移出：如糖尿病、酸中毒。

2.评估

（1）呼吸、心率、尿量；

（2）皮肤黏膜改变：如出汗、口干等；

（3）有无便秘、恶心、心慌、头晕、眼球震颤等症状；

（4）患者膝腱反射。

3.护理措施

（1）严密观察意识变化，有无神疲无力、嗜睡、昏迷等；

（2）观察呼吸、心率、尿量情况，若呼吸＜16 次/min，心率<60 次/min；尿量＜25ml/h 或＜600ml/d，及时报告医生；

（3）观察膝健反射是否存在或减弱；

（4）观察有无恶心、呕吐、尿潴留情况。对症处理，必要时留置导尿；

（5）做好镁离子中毒的拮抗药物，如10%葡萄糖酸钙；

（6）严格遵医嘱准确输注硫酸镁，及时监测血清镁浓度，严密观察不良反应；

（7）必要时给予血液净化治疗。

三、泌尿系感染的危险

1.相关因素

（1）留置导尿；
（2）术后卧床体位限制，长期卧床；
（3）摄入水分过少。

2.评估

（1）尿液的颜色、性质及量；
（2）尿道口分泌物性质；
（3）化验指标：尿常规及尿细菌培养；
（4）X线、B超检查。

3.护理措施

（1）避免留置导尿管时间过长，14d更换尿管，3d更换引流袋；
（2）每日擦洗会阴部，保持尿道口的清洁；
（3）鼓励患者每日多饮水（＞3000ml），达到生理性冲洗膀胱的作用；
（4）导尿管的妥善管理：
①尽量选择质地较好的气囊导尿管，粗细度成人以16~18号为宜（导尿管比尿道稍细）；
②导尿管与引流管的位置：仰卧位时引流管低于患者耻骨水平，以免引流受阻；侧卧时，引流管从两腿之间通过；俯卧位时，用枕头将上身垫高，每次20~30min；
③根据患者脊髓损伤情况定时开放夹闭尿管，训练膀胱功能，缩短留置尿管时间；
（5）预防尿道结石形成：经常更换体位，进行力所能及的主、被动锻炼，减少摄入含钙量高的食物，适当减少食盐量，增加饮水量，保持尿液通畅。

四、母乳泌乳不足

1.相关因素

（1）喂养方法不得当；
（2）哺乳次数过少；
（3）母亲文化程度不高，对母乳喂养的好处及喂养技巧掌握欠缺；
（4）精神因素的影响：因家庭关系，心情焦虑；产后抑郁；
（5）母婴健康状况的影响：疾病本身导致乳汁分泌减少或无乳，因病情造成饮食差、营养不良、精神紧张等致使乳汁分泌减少；

（6）饮食知识的缺乏导致母乳不足。

2.评估

（1）产妇对母乳喂养的认知；
（2）了解产妇母乳不足的原因及类型；
（3）心理情况；
（4）饮食情况。

3.护理措施

（1）教会并督促产妇母乳喂养的时间、方法；
（2）指导产妇正确的母乳喂养姿势；
（3）讲解产妇乳汁分泌增多成功的病例，增加信心；
（4）指导产妇多食有助于泌乳的食物，如鸡汤、醪糟、鲫鱼汤、猪蹄汤等；
（5）鼓励家庭支持；
（6）保证产妇有充足的睡眠；
（7）落实"三早"，早吮吸，早接触，早开奶。

五、母乳喂养中断

1.相关因素

（1）心功能三级，哺乳可加重心脏负担；
（2）因疾病导致早产或新生儿窒息，新生儿需转科治疗，以致母婴分离；
（3）因病用药而终止哺乳；
（4）因病情被迫中断哺乳；

2.评估

（1）心功能，患者是否可以进行母乳喂养；
（2）产妇及新生儿一般情况；
（3）心理状况及母亲角色的适应情况；
（4）人工排空乳房的方法；
（3）代乳品的配置。

3.护理措施

（1）给患者讲解不宜直接哺乳的原因：如心功能状态差，不允许哺乳，哺乳会加重心脏负担等；
（2）转科的婴儿可用母亲人工挤出的奶喂养；

（3）有医学指征不能哺乳时，可适时的给患者讲解人工喂养的注意事项；

（4）代乳品的量和浓度应按小儿年龄和体重计算，按小儿食欲调整，切勿过稀、过浓；

（5）奶液温度以不烫手背为宜，喂奶时避免空气吸入，哺乳毕应竖抱拍背、排气，每次喂哺后一切用具应洗净并煮沸消毒；

（6）多与产妇沟通交流，给予心理支持，使其积极配合治疗，心功能恢复后可开始哺乳；

（7）母婴分离的情况下，指导产妇挤奶的手法，保持乳房的泌乳功能。

六、母乳喂养无效

1.相关因素

（1）喂养方法不得当；

（2）哺乳次数过少；

（3）母亲文化程度不高，对母乳喂养的好处及喂养技巧掌握不足；

（4）精神因素的影响：心情焦虑，产后抑郁；

（5）母婴健康状况的影响：

①疾病本身导致乳汁分泌减少或无乳；

②因病情被迫中断哺乳；

③因病情造成饮食差、营养不良、精神紧张等致使乳汁分泌减少；

④因病用药而终止哺乳；

（6）饮食知识的缺乏导致母乳不足。

2.评估

（1）产妇对母乳喂养的认知；

（2）产妇母乳不足的原因及类型；

（3）产妇乳头条件，如内隐、扁平等；

（4）心理、饮食情况。

3.护理措施

（1）做好母乳喂养指导，将母乳的优点及母乳喂养的好处告诉产妇及家属；

（2）指导产妇注意个人卫生，喂奶前洗手，清洁乳头，教会产妇正确的喂奶姿势及婴儿正确的含乳姿势；

（3）做好早吮吸，早接触，早开奶；

（4）教会产妇处理母乳喂养中常见的问题，如乳头内陷的纠正方法等；

（5）指导患者多食有助于泌乳的食物，如鸡汤、醪糟、鲫鱼汤、猪蹄汤等；

（6）鼓励家庭支持；

（7）保证产妇有充足的睡眠，并指导产妇母乳喂养的时间、方法。

七、母体与胎儿双方受干扰的危险

1.相关因素

（1）环境嘈杂；
（2）自身疾病，如羊水过少，异常分娩，早产等；
（3）心理紧张、焦虑；
（4）胎儿发育不良，如胎儿畸形。

2.评估

（1）周围环境；
（2）了解患者病史，有无高危因素；
（3）心理因素，如紧张、焦虑等；
（4）胎儿的发育情况。

3.护理措施

（1）环境相对安静，减少声光刺激，生活环境通风良好，尽量不要去公共场所；
（2）根据自身疾病，按时进行产检，听取胎心，必要时进行胎心监护；
（3）积极处理产程，加强异常产程的观察，必要时及时终止妊娠；
（4）如有不良孕产史应加强产检次数，及时治疗和处理原发病；
（5）提高患者及家属的信心，介绍成功病例。

八、沐浴/卫生自理缺陷

1.相关因素

（1）偏瘫；
（2）意识障碍；
（3）体力不支，虚弱；
（4）认知障碍；

2.评估

（1）患者生活自理的能力，如进食、穿衣/修饰、沐浴、如厕、躯体活动；
（2）身体状况；
（3）感知/认知能力；
（4）神经肌肉的分级水平；

（5）关节损害的程度；

（6）是否需要辅助器材或出院后需要家庭健康照顾。

3.护理措施

（1）评估自理能力缺陷的原因与程度；

（2）针对缺陷项目、内容、程度协助护理照料；

（3）督导、鼓励床上活动，逐步提高自护能力；

（4）指导、协助陪护做好相关生活照料，并做好相关健康教育；

（5）帮助患者完成晨、晚间护理，协助患者洗脸、刷牙、漱口、梳头、剪指（趾）甲等；

（6）洗澡时需有家属或陪护人员在场，给予适当帮助；

（7）必要时给予床上擦浴，关好门窗，调节室温；

（8）出汗多时，及时擦洗，更换干净衣裤。

N

一、脑脊液漏的危险

1.相关因素

（1）外伤性；

（2）医源性，如颅底鼻窦手术；

（3）自发性，如先天畸形；

（4）颅骨骨髓炎、颅内肿瘤。

2.评估

（1）伤口引流量；

（2）伤口敷料有无渗液或被渗湿，颜色淡红或无色；

（3）有无血性液体自鼻腔、耳部流出。

3.护理措施

（1）严格卧床休息，给予头高脚低位；

（2）避免咳嗽、喷嚏及用力排便，以免加剧脑脊液的流失；密切观察伤口引流液的颜色、性质、量，出现脑脊液漏时，及时报告医生；

（3）观察有无脑脊液流出过多后颅内压降低所致的头痛、血压下降等症状，并做相应处理：给予平卧位；多饮盐水，必要时遵医嘱静滴生理盐水；

（4）预防感染：

①及时更换被脑脊液渗湿的敷料，且在颈部区域外垫无菌、吸水性能良好的棉垫；

②更换引流装置、倾倒引流液时严格执行无菌操作，以防逆行感染；

③遵医嘱使用足量、足疗程的抗生素；

④观察体温及有无颅内感染征象（头痛加剧、呕吐、脑脊液培养阳性）；

⑤加强营养，静脉补充氨基酸、白蛋白等，增强机体抵抗力，促进伤口愈合。

二、脑水肿

1.相关因素

（1）颅脑损伤；

（2）颅内占位性病变；

（3）颅内炎症；

（4）脑缺氧，癫痫持续状态；

（5）外源性或内源性中毒；

（6）脑代谢障碍；

（7）脑血管病变；

（8）放射性脑损害；

（9）输液速度过快。

2.评估

（1）意识、生命体征；

（2）脑损害症状，如原有癫痫与瘫痪症状加重、运动性失语等；

（3）颅内压增高症状，如头痛、呕吐加重、躁动不安、嗜睡甚至昏迷。

3.护理措施

（1）给予舒适的卧位，抬高床头 15°~30°，减少颅内静脉回流；

（2）严密观察意识和生命体征、瞳孔、肢体活动、言语反应、躯体感觉等情况；

（3）正确使用脱水剂，注意防止电解质紊乱；

（4）准确记录24h出入量；

（5）出现头痛、恶心、视力下降等颅内高压表现时，及时通知医生，一旦发生脑疝等情况立即给予抢救；

（6）保持呼吸道通畅，如出现低氧血症与高碳酸血症时，需采用辅助呼吸，控制性通气；

（7）机械通气患者，确认咳嗽反射和呼吸通畅后拔除气管插管，拔管后应鼓励患者排痰，必要时吸痰，使呼吸道黏膜上的表面活性物质发挥正常的保护功能，在护理的过程中一定要严格执行无菌操作。

三、脑组织灌注无效的危险

1.相关因素

（1）脑出血、脑梗死、脑水肿、颅内高压等因素；

（2）代谢异常；

（3）血管痉挛；

（4）动脉瘤破裂。

2.评估

（1）意识、瞳孔及生命体征；

（2）精神状态；

（3）颅内压增高症状，如头痛、呕吐加重、躁动不安、嗜睡甚至昏迷；

（4）言谈举止、思维过程、记忆力；

3.护理措施

（1）保持病室内安静；

（2）对于意识障碍患者，采取头侧卧的姿势，禁卧患侧，防止呼吸不畅；

（3）吸氧以保持呼吸道通畅；

（4）吸痰前吸入纯氧或换气过渡，以防止脑缺氧；

（5）根据患者病情调整输液速度，准确记录进水和出水量；

（6）预防血压突然变化过大。

四、脑组织灌注异常

1.相关因素

（1）颅内出血；

（2）颅内压升高；

（3）代谢异常；

（4）脑水肿；

（5）血管痉挛。

2.评估

（1）意识状态（GCS评分）、瞳孔大小、对称性、对光反射、眶外运动、眼球向上凝视的完成情况，有无头痛、头晕、恶心、呕吐等症状；

（2）生命体征；

（3）颅内压变化；

（4）防御反射是否存在，如吞咽反射、眨眼反射、咳嗽反射等；

（5）监测出入量、尿比重、电解质等。

3.护理措施

（1）严密监测意识、瞳孔、生命体征、尿量、尿比重；

（2）患者平卧，全麻清醒后取抬高床头15°~30°；意识障碍者取头侧卧位，禁止患侧卧位，并保持头部正直，防止呼吸不畅；

（3）吸氧，保持呼吸道通畅；

（4）吸痰前先吸入纯氧和过渡通气，防止脑缺氧；

（5）视病情调节输液速度，准确记录24h出入量；

（6）避免增加胸内压和腹内压的因素；

（7）注意引流液量的变化；

（8）参照：颅内压增高护理。

五、尿道损伤的危险

1.相关因素

（1）开放性损伤：多因动物咬伤、切割伤、枪击伤、弹片伤及爆炸伤，常合并会阴部软组织损伤、阴囊及其内容物的损伤；

（2）会阴部骑跨伤：由高处坠落，会阴部骑跨于硬物上或会阴部受直接暴力致尿道球部损伤；球部尿道位于耻骨联合下方且固定，受外力作用后尿道被挤压于耻骨联合与硬物之间，造成尿道挫伤、部分或完全断裂；

（3）医源性损伤：因使用膀胱镜、尿道镜、金属尿道探子、电切及冷刀切开等，操作方法不当或操作粗暴所致；可发生于尿道的任何部位，有尿道狭窄病变者更易发生损伤；

（4）后尿道损伤：是下尿路损伤最严重的一种外伤，多由于车祸及骨盆挤压伤所致，90％以上的患者合并有骨盆骨折，骨盆骨折合并后尿道损伤者4%~25%。

2.评估

（1）了解可能引起患者肾损伤的原因；

（2）患者是否存在休克的危险，后尿道损伤是下尿路最严重的损伤，患者病情严重，常伴有复合伤，同时常发生休克，90％由于骨盆骨折引起；患者病情较危重，出血多，引起创伤性休克；对骨盆骨折的患者，可通过肛门指检来判定后尿道损伤的程度及是否合并有直肠、肛门损伤等情况；

（3）患者尿道出血情况，前尿道受伤后可见尿道外口滴血，尿液可为血尿；后尿道损伤时可见尿道出血或仅少量滴血；

（4）尿外渗情况，尿道断裂后，用力排尿时尿液可从裂口处渗入周围组织形成尿液外渗，继发感染可出现脓毒症；

（5）是否出现疼痛，前尿道损伤患者会感到受伤部位疼痛，放射到尿道外口，排尿时更加剧烈，后尿道损伤时患者表现为下腹部疼痛、局部肌紧张和压痛；

（6）有无排尿困难，尿道损伤后疼痛可引起括约肌痉挛而发生排尿困难，在尿道完全断裂或后尿道损伤时会发生尿潴留；

（7）血肿情况，骑跨伤致前尿道损伤时常发生在会阴部，患者局部出现血肿，表现为阴囊处肿胀，出现瘀斑和蝶形血肿；

3.护理措施

（1）病情严重的患者立即实施抢救措施，保证患者的生命体征平稳，使用抗菌药物预防感染；

（2）对于尿道挫伤及轻度裂伤的患者留置导尿管即可，对于导尿失败的患者可行耻骨上膀胱造瘘术；

（3）术前护理：

①心理护理，关心和尊重患者，耐心解答患者有关尿道损伤的疑虑，介绍治疗、护理的目的，有效化解患者的焦虑、恐惧心理；

②维持组织灌注，骨盆骨折所致的后尿道损伤时患者会合并休克，应严密监测患者的生命体征及意识状态，同时遵医嘱给予抗休克治疗；

③体位与活动，损伤合并休克的患者，需配合医生给予抢救措施；骨盆骨折患者应平卧位，勿随意搬动，以免加重损伤；

④尿管的护理，注意观察患者尿管引出尿液的颜色、性状及量，保持尿管通畅，每日进行会阴护理2次，定期更换尿袋；监测体温变化，注意有无感染的发生；

（4）术后护理：

①患者取平卧位，减少活动；

②保持尿管引流通畅，充分引流尿液，如有血块阻塞应及时清除，以保持尿路通畅，减轻膀胱张力，利于伤口愈合；

③预防感染，监测患者体温变化，观察伤口敷料渗出情况与引流液情况，有渗出及时通知医生更换；

④并发症的观察与护理：

a.尿瘘：开放性损伤或长期尿外渗感染可形成尿瘘；应保持引流通畅和局部清洁，加强换药，应用促进组织修复的药物，避免交叉感染，保护局部皮肤，防止由于尿液局部刺激引起皮炎；

b.尿道狭窄：尿道损伤拔除导尿管后因瘢痕形成导致尿道狭窄，需定期扩张尿道，注意询问患者排尿改善的情况，给予鼓励，增强患者的自信心；

⑤健康指导，注意休息，尿道损伤患者需定期扩张尿道，护士应向患者讲明尿道扩张的必要性与重要性，让患者坚持治疗并积极配合，有些患者需二期手术治疗，告诉患者二次手术的具体时间。

六、尿失禁（反射性）

1.相关因素

（1）完全的上运动神经元病变；

（2）不完全的上运动神经元病变。

2.评估

（1）了解患者原发病情况，必要时进行多学科会诊；

（2）尿失禁的时间长短及对生活的影响程度；

（3）测定患者残余尿量；

（4）膀胱测压，观察是否存在无抑制性收缩，膀胱感觉及逼尿肌有无反射；

（5）皮肤黏膜的完整情况；

（6）心理状况，是否存在焦虑。

3.护理措施

（1）膀胱再训练，过患者的主观意识活动或功能锻炼来改善膀胱的储尿和排尿功能，从而达到下尿路功能的部分恢复，减少下尿路功能障碍对机体的损害；

①行为技巧：a.习惯训练，基于排尿规律安排患者如厕时间的方法，这种训练方法不仅能提醒患者定时排尿，还可保持患者会阴部皮肤清洁，应鼓励患者避免在计划时间以外排尿；b.延时排尿，针对于因膀胱逼尿肌过度活跃而产生尿急症状和反射性尿失禁的患者；c.排尿意识训练，适用于留置尿管的患者；每次放尿前5min，患者卧于床上，指导其全身放松，尝试自己排尿，然后由陪同人员帮助患者缓慢放尿；

②反射性排尿训练，在导尿前30min，通过寻找刺激点，诱发膀胱反射性收缩，产生排尿；仅适用于一些特殊病例，其前提是：逼尿肌、括约肌功能协调，膀胱收缩容易触发，且收缩时压力在安全范围，收缩时间足够，无尿失禁；如在排尿时膀胱内压力明显增加，超过$40cmH_2O$时间过长，须配合药物降低逼尿肌张力或弃用该方法；T6平面以上的脊髓损伤在刺激时可出现自主神经异常反射，一旦发生应停用该方法；

③代偿性排尿训练（Valsalva屏气法和Crede手法），用于逼尿肌和括约肌均活动不足的患者，不能用于括约肌反射亢进、逼尿肌括约肌失协调、膀胱出口梗阻、膀胱-输尿管反流、颅内高压、尿道异常、患心律失常或心功能不全者；a.Crede按压法：用拳头于脐下3cm深按压，并向耻骨方向滚动，动作缓慢柔和，同时嘱患者增加腹压帮助排尿；b.Valsalva屏气法：患者取坐位，身体前倾，屏气呼吸，增加腹压，向下用力做排便动作帮助排出尿液；

④肛门牵张训练及盆底肌训练；

（2）抗胆碱能药物应用，抑制逼尿肌的不自主收缩，降低膀胱兴奋性；

（3）心理护理，患者心理压力大，常感到自卑，应给予理解和帮助；

（4）皮肤护理，保持床单元清洁干燥，可铺中单及一次性尿垫。

七、尿失禁（功能性）

1.相关因素

（1）精神紧张、情绪激动；

（2）认知功能障碍；

（3）泌尿系感染。

2.评估

（1）了解患者情绪状态；

（2）是否有尿路长期感染病史、糖尿病史；

（3）膀胱、骨盆功能情况。

3.护理措施

（1）与心理因素有关者通过心理暗示、强化训练；

（2）提肛肌训练：可以强化患者骨盆底部压力，使尿道肌肉的力量增强；

（3）激素治疗：中老年女性，也可以给予少量雌激素来提高尿道张力；

（4）减少饮食刺激：避免或减少（尤其睡前1~2h）摄入会刺激膀胱的食物或饮料，如酒精、碳酸饮料、乳制品、咖啡、茶、柑橘类水果和果汁、西红柿、高盐分食物、巧克力、甜味剂、糖、蜂蜜、玉米糖浆、人工甜味剂等；

（5）防止跌倒，患者在膀胱尿液充盈的情况下，跌倒很容易引发危险，因此患者的起居卧室应靠近卫生间，注意浴室地面防滑，或者使用移动马桶；

（6）膀胱训练：预先安排两次排尿的时间间隔，最开始为每2h排尿1次；如果在预定排尿时间前感觉需要排尿，患者应站立或静坐，收缩骨盆肌，并集中精力让尿意消失。一旦尿意得到控制，便可前往卫生间排尿；如此训练两日且未发生尿失禁后，应逐渐增加排尿时间间隔，直至每3~4h排尿1次；

（7）骨盆肌锻炼：骨盆肌锻炼又被称为凯格尔运动，其可强化支撑膀胱和尿道的肌肉，防止漏尿；做凯格尔运动时，患者需专注于分离骨盆肌，以便控制骨盆肌的收缩；学习凯格尔运动时患者需前往卫生间排尿，并尝试在排尿期间突然停止排尿；每日练习1次，每次5min，坚持至1个月后。

八、尿失禁（急迫性）

1.相关因素

（1）泌尿系感染，细菌、病毒引起的膀胱炎症、急性肾盂肾炎、盆腔炎，从而引发尿失禁；

（2）神经系统疾病，中风患者、脊髓及神经病变的患者、多发性硬化症、帕金森患者，造成神经调节中枢紊乱，从而产生尿失禁；

（3）膀胱出口梗阻，严重的膀胱梗阻，可导致膀胱括约肌功能障碍，因而发生急迫性尿失禁，该情况见于良性前列腺增生等疾病。

2.评估

（1）是否存在情绪紧张、压力大的现象；

（2）是否伴有排尿次数多、尿急等症状；

（3）是否存在出血的现象；

（4）是否经常受到尿液炎性刺激，女性容易引发阴部湿疹、溃疡；

（5）近期是否存在化学药物接触史。

3.护理措施

（1）体格检查，重点对泌尿生殖系统进行体格检查，注意有无阴道膨出、下尿路梗阻等，腹部触诊发现肿块者可考虑膀胱癌，残余尿量测定有残余尿者，提示可能有膀胱以下的尿路梗阻；

（2）建立排尿日记，在不改变生活状态和排尿习惯的基础上，患者连续记录（一般72h）摄入液体和排尿时间、每次尿量、尿失禁次数及失禁量等指标，可以较为客观地反映患者的排尿状态；记录尿急和漏尿的次数，这些记录对评估排尿异常和随访治疗效果是非常有用的；

（3）胫后神经刺激，改善下尿路功能障碍；

（4）遵医嘱注射膀胱壁 A 型肉毒毒素，告知患者药物的作用时间有限、潜在泌尿道感染的风险以及可能需要长期在家间歇导尿；

（5）生活护理，强身健体，增加机体抵抗力，养成规律的生活习惯，戒烟戒酒，清淡饮食，建议患者定期复诊；

（6）积极预防泌尿系统感染、神经系统病变，减少慢性刺激。

九、尿失禁（完全性）

1.相关因素

（1）外伤；

（2）手术；

（3）先天性疾病；

（4）女性尿道口异位、膀胱阴道瘘。

2.评估

（1）是否经历外伤、产伤或医源性损伤；

（2）尿失禁的程度；

（3）是否存在感染的现象；

（4）手术指征。

3.护理措施

（1）术前护理，可采用阴道前壁修补术、耻骨后无张力阴道吊带悬吊术、膀胱颈或尿道吊带术、内腔镜膀胱颈悬吊术、耻骨前无张力阴道吊带术–闭孔系统；

①心理护理，向患者讲解疾病相关知识，使其对手术治疗有一个全面了解，正确认识疾病；

②皮肤护理，保持手术部位清洁干燥，若有炎症破溃，应积极治疗后方可手术；

③肠道准备，术前6~8h禁食水，术日晨灌肠或用开塞露通便；

（2）术后护理：

①疼痛的护理，伤口疼痛和膀胱痉挛是尿道下裂术后的常见症状；切口疼痛与局部水肿有关，膀胱痉挛常因引流管刺激膀胱三角区所致，减缓措施主要是药物控制及配合心理治疗；麻醉清醒后，患者对疼痛反应最强烈，可用镇静药，抑制膀胱收缩；患者术后常出现不同程度的阴茎勃起，夜间尤甚，可致切口裂开、出血，因此可酌情使用己烯雌酚；加强心理支持，尽量创造舒适的治疗环境，分散注意力，以增强镇静药物效果，提高心理承受能力，帮助患者平稳康复；

②体位护理，全身麻醉患者未清醒前应去枕平卧，头偏向一侧，防止舌后坠，避免呕吐物误吸，保持呼吸道通畅；

③会阴部切口护理，保持会阴部清洁干燥是预防术后感染的重要环节；伤口用碘伏纱布包扎，有效预防感染，可使用支被架，防止被褥与其摩擦，污染切口，同时也利于观察和保暖，观察龟头及皮瓣血运情况，如有异常及时通知医生；术后3日起，用红外线烤灯或蛇皮灯照射创面，促进局部血液循环，2~3d，烤灯距切口15~20cm，每次30min，直至创口痊愈；每日排便后温水擦洗，保持皮肤干燥，定时翻身，防止骶尾部皮肤长期受压、潮湿，发生压力性损伤，保持床单元清洁；

④饮食指导，防止过早经肛门排便，造成创口感染、裂开、尿外渗；术后当日禁食，第2日开始进流食；肛门排便最好控制在术后3日以后，为保持大便通畅，应鼓励患者多饮水，多食粗纤维食品、新鲜蔬菜和水果，避免过度使用腹压排便，使尿液从导尿管外溢从而影响伤口愈合；

（3）定期复查。

十、尿失禁（压迫性）

1.相关因素

（1）腹部压力升高：大笑、咳嗽、打喷嚏；

（2）生育；

①生育的胎次与尿失禁的发生呈正相关性；

②年龄过大；

③经阴道分娩的女性；

④使用助产钳、吸胎器、催产素等加速产程的助产技术；

⑤大体重胎儿的母亲；

（3）盆腔脏器脱垂，盆底支持组织平滑肌纤维变细、排列紊乱、结缔组织纤维化和肌纤维萎缩；

（4）肥胖；

（5）长期吸烟；

（6）高强度活动；

（7）雌激素水平下降。

2.评估

（1）平时的排尿形态，包括尿的次数、颜色、量；

（2）饮水情况；

（3）漏尿情况；

（4）排尿困难情况；

（5）体型、体质、步态、活动力；

（6）盆底、雌激素水平；

（7）储尿期和排尿期逼尿肌功能；

（8）心理状态。

3.护理措施

（1）心理护理，常与患者接触，了解患者的心理感受，使患者保持乐观、稳定的心理状态；向患者及家属说明本病的特殊性及有关疾病知识，使患者及家属积极配合治疗和护理；

（2）一般护理：

①给予易消化、易吸收、高热量、高纤维素、高维生素饮食，避免过冷、过热、辛辣等刺激性强的食物；

②保持大便通畅，摄入适量的液体，每日≥2000ml，入睡前限制饮水量，以减少夜尿次数；

（3）持续进行膀胱功能训练，向患者和家属说明膀胱功能训练的目的，说明训练的方法和所需时间，以取得患者和家属的配合；安排排尿时间，定时使用便器，建立规则的排尿习惯，促进排尿功能的恢复。初始日间每隔1~2h使用便器1次，夜间每隔4h使用便器1次，以后逐渐延长间隔时间，以促进排尿功能恢复，使用便器时，用手按压膀胱，协助排尿；

（4）锻炼肌肉力量，指导患者进行骨盆底部肌肉的锻炼，以增强控制排尿的能力；具体方法：患者取立位、坐位或卧位，试做排尿动作，先慢慢收缩肛门，再收缩阴道、尿道，产生盆底肌上提的感觉，在肛门、阴道、尿道收缩时，大腿和腹部肌肉保持放松，每次缩紧不少于3s，然后缓慢放松，每次10s左右，连续10次，以不觉疲乏为宜，每日进行5~10次，同时训练间断排尿，即在每次排尿时停顿或减缓尿流，以及在任何"尿失禁诱发动作"，如咳嗽、弯腰之前收缩盆底肌，从而达到抑制不稳定的膀胱收缩，减轻排尿紧迫感程度、频率和溢尿量；病情许可，鼓励患者做抬腿运动或下床走动，以增强腹部肌肉张力；

（5）皮肤护理，保持皮肤清洁干燥，经常清洗会阴部皮肤，勤换衣裤、床单、衬垫等；

（6）外部引流，必要时应用接尿装置接取尿液；女患者可用女式尿壶紧贴外阴部接取尿液；男患者可用尿壶接尿，也可用阴茎套连接集尿袋，接取尿液，但此法不宜长时间使用，每日要定时取下阴茎套和尿壶，清洗会阴部和阴茎，并暴露于空气中，同时评估有无红肿、破损；

（7）留置尿管，保持尿管通畅，注意观察尿色、尿量；观察拔管后排尿情况：拔管后督促患者多饮水，4h内排尿，6h仍未排尿者需评估原因并通知医生，遵医嘱留置尿管；排出小便者，拔管当日患者自解3次小便后B超下测残余尿量，小于100ml为合格；≥300ml需重置尿管；100~300ml之间遵医嘱予新斯的明肌肉注射或物理治疗，继续观察，次日复测残余尿；

（8）预防感染，遵医嘱使用抗生素，冲洗会阴部每日2次。

十一、尿潴留

1.相关因素

（1）机械性梗阻，如前列腺增生、膀胱肿瘤、尿道损伤等；

（2）动力性梗阻，如脊柱骨折、骨盆骨折、排尿反射功能障碍等；

（3）其他：如低钾、高热、昏迷患者、不习惯卧床排尿等。

2.评估

（1）引起尿潴留的因素；

（2）膀胱充盈度；

（3）尿潴留发生前排尿时的伴随症状；

（4）患者尿意、膀胱区有无膨胀或疼痛感觉。

3.护理措施

（1）提供排尿的环境；

（2）调整体位和姿势；

（3）利用条件反射诱导排尿，如听流水声、用温水冲洗会阴部；

（4）按摩、热敷患者下腹部，解除肌肉紧张；

（5）药物或针灸，针刺中极、曲骨、三阴交穴等刺激排尿；

（6）留置或间歇导尿，观察膀胱有无胀满，防止尿液逆流或膀胱破裂；

（7）截瘫患者早期可给予留置导尿，持续引流尿液并记录尿量，2~3周后，改为定时开放，训练患者的膀胱能力，避免膀胱肌肉萎缩，改善患者排尿功能障碍；

（8）人工排尿：3周后拔除留置导尿管，进行人工排尿，同时训练膀胱的反射排尿动作或自律性收缩功能；

（9）预防泌尿系感染。

十二、尿潴留的危险

1.相关因素

（1）膀胱膨出，以致膀胱位置低于尿道水平线；

（2）尿管梗阻；

（3）药物因素；

（4）创伤、手术。

2.评估

（1）有无排尿困难；

（2）排尿形态；

（3）尿液的颜色、量，有无沉淀物及血块；

（4）残余尿量；

（5）出入量。

3.护理措施

（1）膀胱区触诊，观察了解膀胱膨隆情况；

（2）必要时配合医生测残余尿，以决定是否留置导尿管；

（3）留置导尿管者，保持尿管通畅、防止打折，应间断夹闭导尿管，训练膀胱功能。观察引流液的量、色及性质，擦洗会阴部每日2次；

（4）如出现血尿及引流不畅时，遵医嘱冲洗尿管；

（5）准确记录24h出入量；

（6）排尿恢复正常后应鼓励患者多饮水，2000ml/d以上，以增加尿量。

O

一、呕吐

1.相关因素

（1）饮食不洁；
（2）消化道器质性梗阻，如肠梗阻；
（3）消化道感染性疾病，如肠炎；
（4）脑神经系统疾病，如颅内压升高、颅内占位性病变；
（5）中毒；
（6）药物不良反应。

2.评估

（1）起病的时间，饮食；
（2）呕吐的次数、颜色、性质及量，胃内容物等；
（3）呼吸及面色；
（4）引起呕吐的原因及诱因；
（5）意识、生命体征；
（6）呼吸道是否通畅，有无窒息的危险；
（7）实验室检查结果等。

3.护理措施

（1）密切观察意识及生命体征变化；
（2）观察患者有无脱水表现，并根据表现判断脱水程度；
（3）鼓励患者深呼吸（用鼻吸气，张口慢慢呼气）、转移注意力等放松技术，减少呕吐的发生；
（4）呕吐时协助患者采取坐位，根据病情也可选择侧卧位或仰卧头偏向一侧；
（5）避免呕吐物呛入呼吸道而发生窒息或吸入性肺炎，保持呼吸道通畅，及时清理呼吸道内分泌物，必要时吸痰；
（6）指导患者坐起和站立时动作缓慢，防止出现头晕、心悸等体位性低血压的表现；
（7）观察呕吐物的颜色、气味、次数、量及性质；

（8）呕吐剧烈者暂禁食；

（9）呕吐停止后给予漱口或口腔护理，保持口腔清洁；

（10）遵医嘱给予止吐药物；

（11）各项护理操作集中进行，避免刺激；

（12）向家属讲解导致呕吐发生的危险因素，指导患者掌握预防呕吐的措施；

（13）注意病室清洁安静，定时开窗通风，保持室内空气新鲜。

P

一、排便失禁

1.相关因素

（1）意识障碍，如昏迷；

（2）手术，如结肠手术；

（3）肠道疾病，如肠癌；

（4）高级中枢抑制作用减弱；

（5）癫痫持续状态。

2.评估

（1）引起排便失禁的因素；

（2）大便形态；

（3）肛门括约肌功能；

（4）心理状态；

（5）肛周皮肤。

3.护理措施

（1）心理护理，护士应理解、尊重患者，热情地提供必要的帮助，以消除病人紧张、羞涩、焦虑、自卑等情绪；

（2）皮肤护理，保持肛门周围皮肤清洁，床上加铺中单或使用尿垫，及时更换床单、被褥，保持床单位清洁、干燥、平整、无皱；每次便后用温水清洗，并在肛门周围涂皮肤保护膜，以保护局部皮肤，防止发生失禁性皮炎；

（3）重建排便能力，观察患者排便前的表现，了解患者排便的时间、规律，适时给予便盆；对排便无规律的患者，可定时给予便盆试行排便，以帮助建立排便反射；

（4）室内环境，定时打开门窗通风换气，以去除不良气味，保持空气清新；

（5）健康教育，在病情允许的情况下，指导患者摄入足够的液体；教会其进行肛门括约肌及盆底肌收缩运动锻炼，以利于肛门括约肌恢复控制能力，方法是：患者取坐位、立位或卧位，试做排尿（排便）动作，先慢慢收紧盆底肌肉，再缓缓放松，每次10s左右，连续10遍，每日10次，以病人不感到疲乏为宜。

二、排尿障碍

1.相关因素

（1）颅内病变，如脑出血、脑梗塞、脑瘤等；

（2）脊髓病变，如截瘫、急性脊髓炎、外伤等；

（3）泌尿系梗阻，癌肿、血块阻塞膀胱颈、前列腺增生；

（4）尿道炎、严重膀胱炎；

（5）其他因素：神经源性膀胱、子宫脱垂等。

2.评估

（1）引起排尿障碍的因素及异常类型；

（2）患者主诉，如排尿困难、夜尿、尿急、尿痛等；

（3）引起排尿障碍的因素；

（4）患者以往排尿的规律性。

3.护理措施

（1）急性发作期绝对卧床，注意保暖；

（2）鼓励多饮水，勤排尿，观察尿液的颜色、性质、量并记录；

（3）按时、按量、按疗程服药，给予用药指导，注意观察治疗效果及不良反应；

（4）留置尿管期间，必须严格无菌操作，保持留置导尿管引流通畅，按时更换引流袋，详细交代注意事项，班班交接；

（5）指导患者记录排尿日记：排尿次数（频率）、实际排尿时间、每次尿量、排尿伴随症状、饮水量等，一般连续记录5~7d；

（6）了解患者尿频及排尿困难的程度，安排离卫生间近的床位，告知患者饮酒、劳累可引起尿潴留，应注意避免；

（7）出现尿潴留时及时配合医生行留置导尿术或膀胱造瘘术；

（8）做好管道护理，保持膀胱造瘘管、留置导尿管引流通畅，防止折叠、扭曲、受压，严密观察尿液颜色、量的变化，如有异常，及时报告医生；

（9）遵医嘱给予抗生素，并对合并有心、肺、肝、肾功能不全的患者完善各种治疗，以提高手术耐受力和促进术后康复；

（10）完善术前各种准备，争取早日手术治疗。

三、膀胱痉挛的危险

1.相关因素

（1）膀胱炎症；
（2）中枢神经系统疾病；
（3）尿液长时间滞留、尿中异物（结石、肿瘤、毒物）刺激膀胱；
（4）膀胱逼尿肌不稳定；
（5）尿管位置不当及气囊充盈过大，刺激膀胱三角区；
（6）膀胱冲洗液刺激。

2.评估

（1）术后是否出现尿意频发、尿道及耻骨上区疼痛难忍；
（2）尿液的颜色、量及性质；
（3）膀胱内液体返流至冲洗管或从尿管周围流出。

3.护理措施

（1）卧床休息，给予舒适的卧位；
（2）使用局部热水外敷或中药封包等进行治疗，适用于较轻微的膀胱痉挛患者；
（3）遵医嘱给予止痛药或解痉挛药物，并观察用药后的效果；
（4）留置尿管者，调整气囊尿管的位置及牵拉的强度和气囊内的液体量，争取在无活动性出血的情况下，早日解除牵拉和拔除尿管；
（5）有血块堵塞时及时行高压反复冲洗，将血块清除，保证尿路的通畅。

四、皮瓣、肢体血运障碍的危险

1.相关因素；

（1）术区包扎过紧；
（2）体位姿势不正确，如肢体下垂过久；
（3）皮瓣（蒂部）扭曲、受压、牵拉过紧、血管痉挛；
（4）皮瓣内血肿、血管痉挛；
（5）皮瓣蒂部血管血栓形成。

2.评估

（1）血运障碍发生的原因；
（2）血运障碍的程度；

（3）纠正血运障碍的措施是否有效。

3. 护理措施

（1）认真交接班，观察皮瓣、肢体末梢血运情况；

（2）帮助患者取正确体位（如用支架悬吊或以软枕支垫），四肢手术者，抬高肢体稍高过心脏，带蒂转移皮瓣以皮瓣不被扭曲、折叠、牵拉及受压为宜；

（3）术后每1~2h观察患肢末梢及皮瓣血运1次，观察时应与邻近正常皮肤作为对照，根据皮肤的温度、颜色、指压反应及张力的变化判断血液循环是否良好，观察皮瓣时，应特别注意皮瓣远端，单蒂皮瓣的远端是距离蒂部最远的边缘，而双蒂皮瓣的远端是皮瓣的中段；

（4）一般带蒂皮瓣需保留3~4周，由于长时间的姿势固定，尤其在术后1周内，患者被固定的相连关节酸痛难忍，护士应主动关心，给予热敷、按摩及针灸，必要时按医嘱给予镇静止痛剂；

（5）皮瓣移植后，局部感觉迟钝，应提醒患者加强自我保护，防止烫伤、冻伤及撕裂伤；

（6）在进行皮瓣功能训练时，应严密观察血运，并根据实际情况逐渐延长训练时间；

（7）如发现有血运障碍，应积极采取相应措施：

①静脉回流不畅，可抬高患肢，做向心性按摩；

②动脉供血不足应放平或放低肢体；

③血管痉挛，应按医嘱给予解痉、止痛、镇静或扩张血管等药物，注意保暖并给予高压氧疗；

④血肿时应及时清除；

⑤蒂部受压、牵拉等应及时调整体位，使血运障碍得以缓解。

五、皮瓣坏死的危险

1. 相关因素

（1）过分压迫；

（2）皮下积液所致；

（3）全身营养状况较差。

2. 评估

（1）坏死部位皮肤血运情况是否改善；

（2）植皮术后的效果。

3.护理措施

（1）注意观察伤口情况，及时发现并发症，并及时处理；

（2）早期可试用微波治疗机和远红外线灯进行局部理疗，每次15~20min，促进局部血液循环；

（3）皮肤全层坏死，将坏死的皮肤完全剪除，并给予湿敷换药，促使皮下肉芽组织生长；

（4）遵医嘱应用抗生素；

（5）植皮术后嘱患者减少活动，卧床休息；

（6）植皮术后，每1~2d更换敷料1次，并观察新生表皮有无生长；

（7）给予高蛋白、富含营养的食物，促进伤口愈合；

（8）向患者解释发生并发症的原因。

六、皮肤完整性受损

1.相关因素

（1）疾病因素，如某些风湿性疾病、传染病、心力衰竭、肝肾功能衰竭、出血、性疾病、营养不良、肥胖、水肿、脱水、皮肤病等；

（2）化学性损伤，如排泄物、分泌物、药物及其他有害物质；

（3）温度性损伤，如烫伤、烧伤、冻伤；

（4）机械性损伤，如挤压伤、牵拉伤、擦伤、刀割伤；

（5）放射性损伤，如接受放射治疗；

（6）医疗操作损伤，如手术切口、插管、牵引、穿刺等；

（7）其他相关损伤，如虫咬伤、电击伤、日光晒伤等；

（8）血管壁的通透性和脆性增加；

（9）外部环境因素，如温度过高或过低、化学物质、机械因素（压力/约束力）、放射因素、躯体不能活动、排泄物或分泌物、潮湿等；

（10）内部躯体因素：服药、营养状况（肥胖、消瘦）、免疫因素、体质、皮肤情况。

2.评估

（1）引起皮肤受损的危险因素；

（2）易受损的部位及状况；

（3）受损皮肤的严重程度；

（4）皮肤的颜色、质地、完整性。

3.护理措施

（1）定时翻身，减少局部组织的压力，鼓励和协助患者经常更换卧位，翻身的间隔时间视病情及受压处皮肤情况而定，一般每2h翻身1次，必要时缩短翻身时间；

（2）保持床单被服清洁、平整、无皱褶、无渣屑，以避免皮肤与碎屑及衣服床单皱褶产生摩擦；

（3）使用便盆时应协助患者抬高臀部，不可硬塞、硬拉；

（4）大小便失禁、出汗及分泌物多的患者，应及时清洁更换衣服及床单元；

（5）保持皮肤清洁，促进局部血液循环，如温水擦浴；根据病情使用减压力工具，如体位垫、气垫床、新型敷料贴等；

（6）病情允许时进行床上主、被活动，鼓励患者下床活动；

（7）动态风险评估、班班交拉，及时记录；

（8）鼓励患者进食富含高蛋白、高维生素、易消化饮食，增强营养，促进愈合。

七、皮肤完整性受损的危险

1.相关因素同上述。

2.评估

（1）了解患者营养不良的程度；

（2）评估黄疸有无加重；

（3）评估黄疸所致皮肤瘙痒的程度及皮损情况；

（4）皮肤情况，根据Braden评分；

（5）患者四肢肌力及肢体活动度；

（6）患者皮肤的敏感性；

（7）评估皮肤完整性，注意颜色、弹性、湿度及温度；

（8）个体的皮肤处于受损的状态；

（9）评估紫癜部位、严重程度；

（10）评估患者的饮食及生活习惯；

（11）评估患者有无接触过敏性药物及食物；

（12）血运、局部皮肤颜色、温度、毛细血管充盈度及动脉搏动情况；

（13）组织缺血程度、破溃面积；

（14）是否已有感染；

（15）患者活动度，是否长时间卧床；

（16）受压处有无压力性损伤的早期症状，或早期症状是否好转；

（17）皮肤感觉是否舒适，瘙痒症状是否减轻或消失，皮肤有无严重抓痕；

（18）患者及家属是否掌握正确的皮肤护理方法；

（19）皮肤反应，有无发红、反应性充血、刺激感、疼痛等；

（20）大便次数，肠瘘的性质、量及瘘口周围的皮肤情况；

（21）放射治疗史；

（22）肛门周围的皮肤情况；

（23）主要受压部位；

（24）患者营养状况，包括：体重、血清蛋白水平等；

（25）受压皮肤是否愈合；

（26）皮肤护理方法是否正确，效果如何；

（27）受压部位皮肤是否有红、肿、破损；

（28）是否掌握有效的皮肤护理方法，翻身方法是否正确；

（29）患者皮肤的感觉，如麻木感、疼痛等。

3.护理措施

（1）加强营养，进食高蛋白、高维生素、易消化的饮食；

（2）衣服宜宽松、柔软，保持衣物干净整洁；

（3）保持床铺平整，清洁、干燥、无渣屑；

（4）保持皮肤清洁，促进局部血液循环，如温水擦浴等；

（5）病情允许，进行床上主、被活动，鼓励患者下床活动；

（6）制订预防皮肤受损的常规措施，每2h翻身1次，避免拖、拉、拽等动作；骨隆突处，如骶尾部、外踝垫软枕等；

（7）每次更换体位时注意观察骨隆突出处部位皮肤；

（8）发生皮肤破损应积极采取措施，预防破损面积扩大，并加快愈合；

（9）鼓励患者摄入充足的水分；

（10）教育患者及家属预防压力性损伤的有效方法。

（11）每2h协助翻身1次，避免骶尾部持续受压，持续使用气垫床；

（12）按摩皮肤，以改善血液循环，促进愈合加强营养支持；

（13）协助患者做好二便护理，降低骶尾部的潮湿度；

（14）应用预防性减压装置，如医用气垫；

（15）评估患者身体情况与皮肤状况，观察易发生压力性损伤部位，避免局部长期受压；

（16）卧床休息：无论何种类型的患者，卧床均有助于症状的缓解，而行走等活动则可使症状加重或复发；

（17）饮食指导：避免过敏性食物的摄取。发作期可根据病情选择清淡、少刺激、易消化的普食、软食或半流质饮食，若消化道出血，按消化道出血的饮食要求给予指导；

（18）密切观察患者紫癜的形状、数量、分布及消退的情况；有无新发出血、肾损害、关节活动障碍等表现；有无水肿以及尿量、尿色的变化；有无粪便性质与颜色的变化等；

（19）鼓励患者摄入充足的营养物质和水分；

（20）及时清除肠瘘的分泌物，减少对周围皮肤的刺激，必要时使用氧化锌软膏加以保护；

（21）保持人工肛门、肛周及肠瘘周围皮肤的清洁，及时清洗；排便次数或肠瘘漏出液增多时，使用氧化锌软膏加以保护；

（22）观察切口敷料，如有浸湿及时更换，预防感染；

（23）保护照射野皮肤清洁干燥，用清水冲洗，轻轻蘸干，忌用肥皂，防止揉搓，预防皮肤感染；

（24）注意保持瘘口周围皮肤清洁、干燥，使用氧化锌软膏保护，以免糜烂。

八、皮下积液的危险

1. 相关因素

（1）癌肿侵犯皮肤；

（2）皮下伤口感染；

（3）外伤，如膝关节外伤致皮下积液；

（4）术后并发症，如乳腺癌术后、开颅手术后。

2. 评估

（1）术后周围皮肤状况；

（2）留置引流管情况；

（3）局部有无波动感、肿胀、疼痛。

3. 护理措施

（1）术后向患者说明负压引流的必要性；

（2）保持负压引流管通畅，持续负压引流，每日更换引流瓶、防止堵管，观察引流量、性质，做好记录；

（3）妥善固定引流管：引流管的长度要适宜，防止打折、牵拉；

（4）负压引流管拔出后，应注意观察局部渗出情况；

（5）观察局部皮肤有无肿胀、疼痛，必要时给予抗感染药物治疗；

（6）小面积积液用无菌注射器抽出液体后，加压包扎压迫局部；

（7）大面积积液时应立即报告医师，根据情况重新放置引流管，并加压包扎；

（8）注意保持穿刺口周围皮肤清洁、干燥。

九、疲乏

1.相关因素

（1）疾病慢性消耗；

（2）药物所致，如化疗药；

（3）营养不良；

（4）电解质紊乱。

2.评估

（1）引起疲乏的原因；

（2）营养状况；

（3）电解质变化。

3.护理措施

（1）评估患者目前的活动程度、活动方式和休息方式；

（2）补充充足的营养，多吃一些富含营养的食物，特别是新鲜的蔬菜和水果；

（3）教会患者行为放松技巧，如渐进性肌肉放松、冥想放松、意念想象等，可以增加患者对疾病的自我控制感，从而缓解疲乏；

（4）适当进行锻炼，告诉患者活动中出现脉搏增快、头晕症状应告知医护人员；

（5）做好安全护理，防止患者跌倒造成肌肉拉伤或骨折等二次伤害；

（6）积极治疗原发病。

十、贫血

1.相关因素

（1）红细胞生成减少，如缺铁性贫血；

（2）核成熟障碍，如恶性贫血；

（3）骨髓造血功能减低，如再生障碍性贫血、白血病、肾性贫血等；

（4）失血；

（5）铝中毒。

2.评估

（1）患者甲床及皮肤反应，如皮肤苍白等；

（2）患者的精神状态，如乏力、无精打采等。

（3）血常规、骨髓、尿液检查；

3.护理措施

（1）依据贫血患者的具体状况给予休息和活动，贫血症状明显、重度贫血或贫血发生迅速者应绝对卧床休息；中度贫血或肾性贫血应限制活动，多卧床休息；轻度贫血应限制剧烈活动，适当休息，活动量以不感到疲劳为原则；

（2）贫血伴呼吸困难者给予鼻导管或面罩氧气吸入2~4L/min；

（3）观察贫血症状，如面色、眼睑结膜、口唇、甲床苍白程度，注意有无头晕眼花、耳鸣、困倦等中枢缺氧症状；

（4）输血时认真做好查对工作，严密观察不良反应并记录，重度贫血者输血时速度宜慢，以免诱发心力衰竭，班班交接；

（5）根据贫血原因补充缺乏物质和调整饮食结构，如营养不良性贫血，给予富含铁、叶酸或维生素B_{12}的饮食；口腔炎、舌炎患者进温热软食；重型再障患者有出血倾向，宜给予无渣或流质饮食；消化道出血严重时，应禁食；

（6）遵医嘱正确给予治疗贫血药物，及时评价药物疗效及注意其副作用；口服铁剂时，应饭后服用，减少胃肠道刺激，禁与茶同服，影响吸收；铁剂为溶液时，应用吸管服，以免牙齿染色；肌注时应肌内深部注射；

（7）对于有出血倾向的患者，应尽量减少有创治疗，避免咳嗽和便秘，预防出血；

（8）做好口腔和皮肤护理，预防感染；

（9）做好心理护理，对于病情重、发展迅速、预后不良者，多给予支持，安慰和鼓励，增强患者战胜疾病的信心。

十一、贫血的危险

1.相关因素

（1）妊娠；

（2）营养不良；

（3）某些病毒感染，如HIV病毒；

（4）长时间接触化学物质、放射性物质；

（5）恶性肿瘤或各种慢性疾病；

（6）慢性失血。

2.评估

（1）有无引起贫血的因素；

（2）营养状况；

（3）有无贫血的症状及体征；

（4）实验室检查。

3.护理措施

（1）去除病因，如慢性腹泻、慢性肝炎、慢性失血性疾病应给予积极治疗及护理；

（2）预防感染，注意口腔及个人卫生，特别是泌尿系感染，影响红细胞产生及红细胞寿命；

（3）嘱产妇卧床休息，以减轻疲劳感；观察有无贫血表现，如面色苍白、疲乏无力、头晕、耳鸣、心悸气短及观察甲床、口唇黏膜、眼结膜等体征；

（4）改变不良饮食习惯，忌挑食、偏食、素食；多食富含铁的食物，如新鲜蔬菜、动物内脏、瘦肉、豆类等；尽量不要喝浓茶、咖啡；

（5）避免长时间接触化学物质和放射性物质；

（6）如出现贫血症状，及时查找原因，给予对症治疗及护理。

Q

一、气体交换受损

1.相关因素

（1）病理生理因素：肺组织有效换气面积减少，呼吸道分泌物黏稠、增多，肺表面活性物质减少；

（2）治疗因素：气管插管等治疗引起呼吸道梗阻、吸氧浓度不适宜等；

（3）年龄因素：早产儿、新生儿吸入性肺炎、肺透明膜病；老年人肺顺应性下降、肺表面活性物质减少。

2.评估

（1）生命体征：血氧饱和度监测，尤其是呼吸节律、频率、深度；

（2）动脉血气分析值的改变；

（3）影响气体交换的因素；

（4）面色，如紫绀；

（5）肺部呼吸音及皮肤温度、颜色情况；

（6）定向力和行为的改变；

（7）有无呼吸困难、烦躁不安、易激动、嗜睡；

（8）有无伴随其他症状及体征，如视力下降，心电图的改变。

3.护理措施

（1）给予有利于呼吸的舒适体位，如半坐卧位、高枕卧位；

（2）根据病情遵医嘱选择合适的给氧方式，保持输氧装置通畅，嘱家属不宜随意调节氧流量；

（3）指导患者控制呼吸的技巧；

（4）每日监督指导患者进行缩唇呼吸和腹式呼吸训练，有利于肺功能恢复；

（5）鼓励患者适当下床活动，增加肺活量；

（6）保持呼吸道通畅，及时清理呼吸道分泌物，使用雾化吸入和体位引流，并协助患者翻身、拍背，促进痰液排出，以利于恢复呼吸；

（7）保持大便通畅，多吃蔬菜水果，含纤维丰富的食物，避免摄入产气食物，以免腹胀加重呼吸困难；

（8）如果患者不能保持适当的气体交换，预测是否需要气管插管和使用呼吸机；对手术后未拔管者，按需吸痰，患者清醒后安全拔管；

（9）密切观察生命体征变化，注意患者是否有呼吸困难、紫绀加重等呼吸道阻塞情况发生；

（10）监测呼吸音、哮鸣音、动脉血气和肺功能情况；

（11）遵医嘱合理应用抗生素；

（12）若患者突然出现急性左心衰（呼吸困难、烦躁、口唇紫绀、咯粉红色泡沫痰、两肺底布满湿啰音），应进行以下处理：

①立即让患者端坐或半卧位，两腿下垂，以减少静脉血回流；

②给患者20%~50%的酒精湿化吸氧，流量为4~6L/min，以降低肺泡内泡沫的表面张力。酒精湿化吸氧时间不宜过长，一般1~2h内应撤换，避免引起酒精对鼻黏膜的刺激和酒精中毒；

③根据病情遵医嘱给予强心、利尿、镇静、扩血管等药物治疗；

④严格掌握输液滴速，控制液体入量；

⑤准确记录24h出入量；

（13）呼吸困难时陪伴患者，使其得到安全感，以减轻其恐惧、焦虑情绪。

二、气体交换障碍

1. 相关因素

（1）气道炎症；

（2）支气管痉挛；

（3）气道阻力增加；

（4）气体交换面积减少，通气/血流比例减低；

（5）气管管腔狭窄，功能发育不完全；

（6）肺顺应性下降，气道阻力增加，气体弥散障碍。

2. 评估

（1）引起气体交换障碍的因素；

（2）意识、生命体征及血氧饱和度，尤其是呼吸频率及胸廓起伏变化；

（3）动脉血气数值；

（4）有无循环、神经、消化系统受累的临床表现；

（5）有无喉头水肿。

3. 护理措施

（1）给予有利于呼吸的舒适体位，如半坐卧位、高枕卧位；

（2）根据呼吸困难类型、严重程度不同，进行合理氧疗或机械通气，以缓解呼吸困难症状；

（3）密切观察氧疗的效果及不良反应，记录吸氧方式、吸氧浓度及吸氧时间，若吸入高浓度氧或纯氧要严格控制吸氧时间，一般连续给氧不超过24h；

（4）按时监测生命体征及血氧饱和度变化，必要时查动脉血气分析；

（5）保持病室环境安静舒适、空气洁净和温湿度适宜。哮喘病人室内避免湿度过高及存在过敏原，如尘螨、刺激性气体、花粉等；

（6）保持呼吸道通畅，协助患者清除呼吸道分泌物及异物，指导患者正确使用支气管舒张药以及时缓解支气管痉挛造成的呼吸困难，必要时建立人工气道以保证气道通畅；

（7）遵医嘱应用支气管舒张药、呼吸兴奋药等，观察药物疗效和不良反应；

（8）保持大便通畅，多吃蔬菜水果、含纤维丰富的食物，避免摄入产气食物，以免腹胀加重呼吸困难；

（9）心理护理：呼吸困难会使病人产生烦躁不安、焦虑甚至恐惧等不良情绪反应，从而进一步加重呼吸困难，医务人员应安慰病人，及时给予心理支持以增强其安全感，保持情绪稳定。

三、器官损伤的危险

1.相关因素

（1）外伤、手术；

（2）药物。

2.评估

（1）症状、体征：有无烦躁不安、腹膜刺激征、恶心、呕吐、呼吸浅快、血尿血压下降等脏器损伤的表现；

（2）X线检查：胸片、平卧位及左侧卧位腹部平片检查有无液平面等空腔脏器损害征象；

（3）CT检查：CT显示颅脑、肝、脾、肾的包膜是否完整、大小及形态结构是否正常；

（4）诊断性腹腔穿刺术和腹腔灌洗术：如果抽出不凝血性液，可能提示脏器破裂；

（5）B超检查腹腔有无血肿，实质脏器是否破裂，包膜是否完整以及胸、腹腔积液情况。

3.护理措施

（1）严密观察意识，给予床旁心电监护、吸氧，密切观察患者的生命体征，包括血压、脉搏、呼吸、血氧饱和度、尿量等；

（2）绝对卧床休息，尽量减少搬动患者，若出现明确的脏器损伤，有手术指征的患者积极完善术前准备，维持有效血压和抗休克；

（3）留置胃管，持续胃肠减压，绝对禁食、禁饮、禁灌肠；

（4）加强病情观察，耐心解释病情和治疗过程，给予心理支持，减轻患者焦虑；

（5）做好口腔和皮肤护理，预防感染。

四、迁移应激综合征

1.相关因素

（1）生活环境转变过快；

（2）缺乏迁移相关信息交流；

（3）护理服务不能满足患者及家属的需求；

（4）缺乏安全感；

（5）在医院停留时间较长：

（6）日常生活规律改变。

2.评估

（1）周围环境变化时的适应能力；

（2）对疾病的恐惧及紧张程度；

（3）家庭背景及家庭成员；

（4）迁居给患者带来的压力；

（5）社会适应能力；

（6）对生活的兴趣及对生活事件丧失兴趣的程度。

3.护理措施

（1）全面评估患者，根据患者的理解能力及文化背景有针对性的对患者进行健康宣教、主动为患者介绍病区环境及医护人员、同病室病友；

（2）积极主动的与患者交流，并倾听患者的诉说；

（3）告知家属时刻陪伴患者，增强患者的安全感；

（4）评估患者的心理状态，当患者情绪紧张或对医疗环境产生恐惧感时及时关心患者并给予心理支持；

（5）积极主动为患者提供医疗、护理服务，尽可能满足患者及家属合理的要求；

（6）维护患者的权利。

五、迁移应激综合征的危险

1.相关因素

同上述。

2.评估

同上述。

3.护理措施

(1) 根据患者的理解能力及文化背景有针对性的对患者进行健康宣教、主动为患者介绍病区环境及医护人员、同病室病友；

(2) 积极主动的与患者交流，并倾听患者的诉说；

(3) 时刻评估患者的心理状态，当患者情绪紧张或对医疗环境产生恐惧感时及时与患者沟通并给予心理支持；

(4) 积极主动为患者提供医疗、护理服务，尽可能满足患者及家属合理的要求。

六、牵引效能降低的危险

1.相关因素

(1) 牵引力发生改变；

(2) 缺乏维持牵引有效效能的知识；

(3) 牵引针出入口感染；

(4) 病人意识障碍或不配合。

2.评估

(1) 牵引锤的质量是否发生改变；

(2) 牵引的方向是否正确、牵引力与反牵引力是否平衡；

(3) 牵引的质量是否适宜；

(4) 牵引锤是否悬空；

(5) 患者及家属是否配合。

3.护理措施

(1) 做好心理护理，耐心向患者说明牵引的目的、注意事项、方法，介绍同类患者恢复良好的情况，给患者安全感、信任感，消除患者焦虑不安的心理，积极配合治疗；

(2) 严密观察患肢的血液循环和肢体活动情况，包括肢端皮肤温度，足背动脉搏动和趾端的活动；如果发现肢体青紫、肿胀、发冷、麻木、疼痛、运动障碍及脉搏微弱或触摸不到时，要引起高度重视；

(3) 防止足部抵住床尾，保持牵引锤悬空，牵引绳和患肢长轴平行；

(4) 向患者及家属做好告知及健康宣教（不要随意增、减牵引重量）；

(5) 骨牵引时注意牵引针出入口有无感染，保持针孔处清洁、干燥。

七、创伤综合征

1.相关因素

（1）由于大出血、剧烈疼痛、组织坏死分解产物的释放和吸收，创伤感染：创伤造成血流灌注不足引起休克；神经内分泌功能紊乱；组织破坏；细菌毒素作用；

（2）多见于地震、矿井、建筑工程、房屋倒塌造成肢体受压、车祸；

（3）见于骨折、骨折手术、烧伤、软组织损伤；

（4）肢体的挤压伤、血管损伤，骨折内出血，石膏或夹板固定不当，激烈的体育运动和过于疲劳；

（5）气性坏疽，最常见的有3种：外伤性气性坏疽、梭菌性子宫感染、手术后气性坏疽；

（6）多发性外伤、严重全身感染、大面积烧伤、多器官功能衰竭；

（7）严重创伤、严重感染以及大量输液、输血和药物使用不当，引起心脏、呼吸骤停，诊疗失误；

（8）常见的感染性疾病（如细菌、病毒、螺旋体、败血症）、恶性肿瘤、组织损伤、病理产科（如胎盘早剥、胎死宫内、羊水栓塞）。

2.评估

（1）了解致伤原因和方式、肢体受压的时间；

（2）意识状态、生命体征，伤后尿量的情况；呼吸：注意呼吸的频率、节律和深度，酸中毒者呼吸深大；脉搏和血压：部分患者因大量血液成分进入组织间隙，或有开放性伤口失血较多，在解除外部压力数小时内，出现低血压甚至休克；观察有无血尿、褐色尿；

（3）脂肪栓塞（FES）有脑部的临床表现，仔细评估患者的意识状态：

①肺部表现：初期表现为缺氧导致的呼吸急促，随后发生过度通气，发绀有时不出现，但有时可能成为FES的早期体征；

②大脑表现：起始包括谵妄不安、嗜睡和意识模糊，继续发展可致昏迷；

③发热和出血点：发热多发生在38℃以上，出血点多在伤后24~72h或7~8d内发生，多发于肩、颈、前胸、腋、腹、前大腿等部位；

④循环系统：表现为脉搏突然增快，继而心律不齐、心音遥远、血压骤降伴有心绞痛、心律失常等心肌缺血性改变；

⑤可在尿内检出直径10~20μm的脂肪滴；

（4）评估骨筋膜室综合征5P征，由疼痛转无痛，肌肉瘫痪，由潮红转苍白，发绀，无脉，感觉异常；

（5）气性坏疽：全身表现：患者常有寒战、高热、头痛、恶心、呕吐、乏力及虚脱，且出现脉块，心悸及烦躁不安；局部表现：伤口处突发性刀割样疼痛，局部肿胀发紧，皮肤初为灰白色，以后逐渐变为褐色或紫黑色；

（6）评估应激性溃疡，最先表现为出血，出血时并非病变开始，在此前病变已有一段时间，起初黏膜病变浅而少，不引起出血，以后病变增多加深，若不及时采取防治措施，即可出血，一般在应激情况开始后5~10d，出血不伴有疼痛；

（7）MODS评估与观察：

①循环系统：心源性晕厥、心源性休克、急性肺水肿、心搏骤停；

②呼吸系统：出现进行性呼吸窘迫、气促、发绀、一般吸氧不能改善；

③消化系统：腹胀、呕吐、食欲不振、胃肠道黏膜溃疡、出血、坏死；

④泌尿系统：患者可有尿量骤减或出现无尿，高钾血症，代谢性酸中毒；

⑤中枢神经系统：出现反复惊厥或昏迷，瞳孔及呼吸节律异常；

⑥血液系统：出现全身各脏器和皮肤黏膜的广泛出血；

（8）DIC的临床评估与观察：

①出血：突然发生，为广泛的皮肤和黏膜自发性出血；

②栓塞：多见于肺、脑、肝、肾和胃肠道；

③微循环障碍：皮肤黏膜出血发绀，并有少尿或尿闭，呼吸循环衰竭等症状；

④溶血：早期不易察觉，大量溶血可引起黄疸。

3.护理措施

（1）给予患者心理支持，消除恐惧和焦虑；

（2）保持呼吸道通畅，给予低流量持续氧气吸入；

（3）严密观察病情，严密观察意识、瞳孔变化；定时测量血压、脉搏、呼吸、体温腹部有无腹胀、腹痛；呕吐物的量和性质，以判断是否继续出血；大便颜色、性质和量，及时留标本送实验室检查；记录24h出入量，及时监测血清电解质，以判断是否酸碱平衡失调；

（4）建立静脉通路，补充血容量，维持体液平衡，合理安排输液顺序和正确调整补液速度，正确使用药物，观察药物副反应，同时抽血做交叉配血，在抗休克的同时迅速做好术前准备；

（5）遵医嘱严格使用血管活性药物，控制药物滴速，避免血压骤变，并随时根据血压变化调节滴速；必要时加速输液或加压输血、血浆等，以补充循环血量，纠正灌注不足；

（6）患者大量呕血，排黑便，易产生恐惧感、濒死感，医务人员应保持镇定，积极处理，精心护理患者，出血期间禁食，出血停止后先从流质饮食开始，慢慢过渡到半流质饮食，然后是软食，且少食多餐，多喝鲜奶，必要时静脉高营养；

（7）观察疼痛部位、性质、程度、时间、发作规律、伴随症状及诱发因素；

（8）病情稳定后：抬高患肢30°~45°，高于心脏水平，促进静脉和淋巴回流，减轻肢体肿胀、减轻疼痛，必要时遵医嘱给予消肿药物输入，并观察用药的不良反应；

（9）创伤恢复期间做好患者饮食、口腔、皮肤卫生清洁护理，功能锻炼；

（10）功能锻炼指导：向患者及家属介绍康复的相关知识，保持肢体功能位。

八、青少年近视动力不足

1.相关因素

（1）户外活动：学生户外活动时间不足，户外活动时间与近视的发病率和进展量呈负相关；

（2）读写习惯：不良读写习惯是近视的危险因素，写字时歪头、握笔时指尖距笔尖距离<2cm的青少年近视患病率高；

（3）采光照明：照明光线过强或过弱，都容易导致视疲劳，眼睛的调节过度或痉挛而形成近视；

（4）用眼时间过长：青少年长时间看书写字，眼睛负担过重，眼内、外肌长时间处于紧张状态而得不到休息；

（5）睡眠时间不足：青少年由于功课过多，长时间晚睡早起；

（6）不科学使用电子产品：经常看电视、玩电子游戏的行为更易损坏视力，过长时间操作引起眼的干燥和疲劳，导致近视的发生；

（7）课桌不符合要求：若课桌椅太低，使头部前倾，脊柱弯曲，胸部受压，眼睛调节相对紧张；桌椅过高，双脚悬空，下肢容易摆动，不能保持正确姿势，久而久之产生眼疲劳，容易发生近视；

（8）遗传因素：父母近视的青少年发生近视的风险更高，而且与父母近视的度数呈正相关。

2.评估

（1）户外活动时间；

（2）课后作业时间和持续近距离用眼时间；

（3）睡眠时间情况；

（4）电子产品使用时间；

（5）家族史，父母有无高度近视；

（6）裸眼视力、屈光度、矫正视力、眼轴、角膜曲率等；高近视患者评估眼底；

（7）屈光度及眼轴进展情况；

（8）有无佩戴眼镜或角膜接触镜；

（9）了解看书学习时眼睛与书本距离。

3.护理措施

（1）建立屈光档案，在正规医疗机构进行视力、眼轴、眼压、曲率等一系列检查做好记录；

（2）加强健康教育，推广新型眼保健操，学校加强管理，保证每天上、下午各10min眼保健操时间，指导实施眼保健操正确的操作方法和时间，增加户外课程或时间，有利于眼睛得到调节或休息；

（3）注意用眼卫生，不长时间近距离读写、看电视、玩电子游戏、上网等，一般看40min休息5~10min，尤其是电脑、液晶电视对眼睛的伤害很大，很容易在不知不觉中造成近视；

（4）培养良好的读写习惯，握笔的指尖离笔尖1寸（3.3cm），胸部离桌子1拳（6~7cm），书本离眼1尺（33cm），保持读写坐姿端正，不在行走、坐车或躺卧时阅读；

（5）读写应在采光良好、照明充足的环境中进行，并结合阅读字体大小进行调整，以避免眩光和视疲劳；

（6）正确矫正屈光不正，佩戴合适眼镜，病理性近视要求经常戴镜；

（7）要多做运动，青少年学生在学习阶段因长时间近距离用眼，为消除视疲劳应经常性眺望远方，使眼部调节肌得以充分放松，坚持做眼保健操，以达到缓解眼疲劳，预防近视的发生；

（8）饮食合理，研究发现，饮食中增加蛋白质，减少碳水化合物供应，可使有遗传因素而发生近视的青少年减少或中止近视度数的增加。

九、倾倒综合征的危险

1.相关因素

（1）胃大部切除术后；

（2）食管手术引起迷走神经损伤．

2.评估

（1）患者是否按要求进食，有无摄入含糖较多的流质或食物；

（2）有无胃肠道症状：上腹饱胀不适、恶心、嗳气、腹痛、腹胀等；

（3）有无神经循环系统症状：心悸、心动过速、出汗、眩晕、发热、无力、血压降低等；

（4）神经精神因素。

3.护理措施

（1）向患者解释术后并发症的产生原因；

（2）避免诱发因素，嘱患者勿进食含糖较多的流质或食物，若进食后出现上腹饱胀不适、恶心、嗳气、腹痛、腹胀、心悸、心动过速、出汗、眩晕、发热、无力等症状，立即平卧10~20min，可控制或减轻症状；

（3）合理调节饮食，少食多餐，多进食含蛋白、脂肪类食物，控制碳水化合物的摄入；

（4）监测生命体征，如发生虚脱，应立即嘱患者平卧，并及时报告医生处理。

十、清理呼吸道无效

1.相关因素

（1）身体虚弱、乏力；

（2）手术，特别是胸、腹部手术后；

（3）呼吸系统感染致分泌物增多、黏稠；

（4）外伤；

（5）感知/认知障碍。

2.评估

（1）主观资料，如伤口疼痛等；

（2）听诊肺部呼吸音是否正常，有无干、湿啰音；

（3）呼吸频率、深度，有无呼吸困难、深度变浅，鼻翼翕动，口唇、甲床青紫（发绀）；

（4）观察记录病人咳嗽性质，能否有效地咳出痰液，痰的性质、量、黏稠度；

（5）意识状态；

（6）监测动脉血气分析值。

3.护理措施

（1）评估患者呼吸的频率、节律、深度及伴随症状；

（2）观察病情变化，注意有无呼吸加快、鼻翼翕动、发绀等呼吸道梗阻症状；

（3）观察咳嗽、咳痰的性质，若频繁咳嗽、咯出粉红色泡沫痰，为并发肺水肿，应做好抢救处埋；

（4）加强呼吸道的管理，保持呼吸道通畅：

①对神志清楚者，指导患者尽量咳嗽，促进痰液排出；卧床者协助更换体位，并拍打背部，有利于痰液排出；

②对于昏迷者，呕吐时，头偏向一侧，防止呕吐物误吸；有舌后坠者用舌钳拉出，以防窒息；

③对痰液黏稠者，保证摄入或输入足够的水分；保持空气中适宜的湿度；遵医嘱给予祛痰药或超声雾化吸入，使痰液稀薄，容易咳出；

④对咳嗽无力、反射减弱、昏迷者给予吸痰，注意动作轻柔，防止黏膜损伤；

⑤出现呼吸极度困难、呼吸抑制、窒息等危象，应遵医嘱立即行气管插管、气管切开或呼吸机维持；

（5）监测体温、血象及血气分析等指标。

十一、情境性低自尊

1.相关因素

（1）身体功能变化；

（2）人格特性，早期生活经历；

（3）事业失败，家庭矛盾；

（4）健康状况；

（5）文化、环境、人际关系和社会经济状况。

2.评估

（1）身体意象：交谈法；观察法；画人测验；量表评估；

（2）社会认同：交谈法；

（3）自我认同：交谈法。

3.护理措施

（1）增进身体意象：宠物辅助疗法；情绪支持；角色强化；增强支持系统；

（2）促进哀伤缓解：阅读疗法；支持决策；促进罪恶感缓解；同胞支持；心灵支持；

（3）预期指导，增强应对能力：多方关系建立；支持决策；团体治疗；

（4）增强自尊：训练表达自信；多方关系建立；促进哀伤缓解；促进罪恶感缓解；增强安全感；协助自理，协助自我调整；心灵支持；体重管理；

（5）打破负面预期：不要高估坏结果发生的可能性、问题的严重性；不要低估个人应对最坏情况的能力，即便最坏的情况发生了，自己也不一定无路可走；不要低估外界的支持，多向友好的朋友、同事、亲人寻求帮助。

十二、情境性低自尊的危险

1.相关因素

（1）功能性障碍；

（2）不安的身体表现；

（3）无效的行为模式。

2.评估

（1）了解有无角色功能紊乱、适应不良；

（2）了解文化特征，理解健康行为；

（3）从家庭整体出发，判断患者健康，寻找影响患者健康的家庭因素；

（4）明确环境中出现的或者潜在的影响健康的危险因素。

3.护理措施

（1）引导患者认识并接受自己，包括瑕疵和所有的一切；

（2）帮助患者能客观地看待他人的评价，并相信自己的看法是非常重要的；

（3）支持免受虐待，增强自尊，协助控制愤怒；增进身体意象；情绪支持，情绪管理，协助自我调整，增进自我意识；促进罪恶感缓解；共同目标设定；增强安全感；

（4）咨询、增强自尊，心灵支持；增强支持系统；体重管理；灌输希望；积极倾听；训练表达自信；认知重建。

十三、情绪调控受损

1.相关因素

（1）失控和后果不可预测感；

（2）分离性焦虑；

（3）婚姻、妊娠、父母角色、工作稳定性、衰老影响；

（4）不熟悉的环境和人；

（5）自我观念、角色地位受到威胁；

（6）实际的或个人感觉到的对自我观念的威胁、重大损失、环境改变、生物完整性威胁、社会经济状况；

（7）应激，日常生活规律改变；

（8）既往史，如虐待、失败等；

（9）身体部位、机能的丧失；

（10）依赖性需求无法得到满足。

2.评估

（1）引起情绪异常的因素；

（2）精神、心理状态；

（3）面部表情，如痛苦面容；

（4）行为语言，如哭泣、多问等；

（5）生活环境。

3.护理措施

（1）鼓励表达自身感受，并耐心倾听患者情绪失控的原因；

（2）了解周围环境，消除陌生感；创造一个适宜表达精神需求的环境；

（3）鼓励家属和朋友给予关心和支持，使其积极配合治疗与护理；

（4）鼓励多参加一些可增加舒适和松弛的活动，如呼吸练习（慢速有节律的呼吸）、太极拳、自我训练等；

（5）对于进步及时给予肯定；

（6）引导如何把绝望和希望的局面分清，然后教导如何应对绝望的局面；

（7）帮助个人认识所得到的爱、关心，给予自我价值肯定；

（8）建立人与人之间的信任关系，让对方感到放心和安慰；

（9）提供可靠的资料信息，强化已经给予的信息资料；

（10）除去多余的刺激，限制与其他焦虑的人或家庭接触；

（11）探讨减轻焦虑的措施，如听音乐、香味疗法、放松训练、有引导的想象、制止思考、按摩等；

（12）在适当情况下提供能减轻压力的活动，如体育活动、游戏等。

十四、躯体活动/移动障碍

1.相关因素

（1）活动无耐力或耐力下降；

（2）肌力下降、疼痛；

（3）感知或认知受损；

（4）神经肌肉受损；

（5）肌肉骨骼损伤；

（6）医疗限制：如牵引、固定。

2.评估

（1）引起躯体移动障碍因素，

（2）躯体移动障碍的程度及日常生活活动能力；

（3）患者对躯体移动障碍的反应，如语言、表情、行为。

3.护理措施

（1）评估患者肢体肌力及目前活动和休息方式；

（2）根据病情合理安排活动和休息计划，以减少能量消耗；

（3）指导患者家属及其陪员肢体锻炼的方法，被动运动的幅度由小到大，由大关节到小关节，按摩应用轻柔缓慢的手法进行；将患肢置于功能位，防止足下垂、爪形手等后遗症；

（4）告知患者运动锻炼的目的在于防止和推迟关节强直与肢体挛缩；有助于维持身体的灵活性，增加肺活量，防止便秘，保持并增强自我照顾能力；

（5）加强巡视，主动了解患者的需要，指导和鼓励患者自我护理，做自己力所能及的事情，协助患者洗漱、进食、沐浴、大小便护理和做好安全防护；

（6）定时更换体位，预防压力性损伤发生；

（7）病情允许时，鼓励患者做深呼吸，预防肺不张；

（8）嘱患者及家属避免皮肤的冷、热、压迫等刺激，严禁使用热水袋；

（9）给患者提供有关疾病治疗及预后的可靠信息；多与患者交谈，鼓励患者表达自己的感受；避免任何不良刺激和伤害患者自尊的言行；营造和谐的亲情氛围和舒适的休养环境，建立医院、家庭、社区的协助支持系统。

十五、缺血-再灌注损伤

1.相关因素

（1）引起血流重新恢复的因素：休克、溶栓、心脏手术、心肺复苏、器官移植等；

（2）影响因素：缺血时间、侧支循环、需氧程度、再灌注条件。

2.评估

（1）意识、生命体征；

（2）循环状态；

（3）动脉血气数值及电解质浓度。

3.护理措施

（1）绝对卧床休息，给予舒适的体位。

（2）积极和患者沟通，做好心理疏导，有利于消除患者的焦虑和恐惧心理；

（3）再灌注时的低压、低流和低温，如下肢动脉再通术后将患肢抬高15°~20°，限制再灌注的血流量，并促进静脉回流，减轻水肿；不宜外加热敷，以免组织代谢增加，加重缺氧；

（4）定时监测血浆电解质、pH值、血凝5项、尿素氮、肌酐等指标；

（5）循环系统监测：

①术后严密监测生命体征、血氧饱和度、肺动脉压的变化；

②严格控制出入量，监测中心静脉压，液体输入，多胶体液，少晶体液；

③控制输液速度，酌情给予利尿剂；

（6）呼吸系统监测：

①术后气管插管的带管时间，应根据患者情况而定，原则上尽早拔除气管插管，减少感染机会；

②术后持续低流量氧气吸入，评价氧疗效果。

R

一、热损伤的危险

1.相关因素

（1）术中电刀损伤；

（2）高温环境；

（3）年老体弱、糖尿病等易诱发；

（4）吸入性热损伤；

2.评估

（1）意识及生命体征；

（2）损伤的部位、程度、有无感染；

（3）电解质、尿量等。

3.护理措施

（1）评估患者身体情况与皮肤状况，观察易发生压疮部位，避免局部长期受压；

（2）病情允许时鼓励患者适当活动；

（3）保持功能体位；

（4）根据病情使用减压力工具，如海绵体位垫、气垫床等；

（5）保持床铺平整、清洁、干燥、无皱褶、无渣屑；

（6）鼓励患者摄入充足的营养物质和水分。

二、人工晶体移位的危险

1.相关因素

（1）对手术的认识；

（2）患者配合的意愿。

2.评估

（1）心理情况；

（2）配合程度。

3. 护理措施

（1）术后运送患者应平稳，勿震动头部，注意术眼敷料包扎是否整洁，有无渗出，避免碰撞术眼，取平卧位；

（2）嘱患者勿用力咳嗽或打喷嚏，勿摇头，勿大声谈笑，勿用力闭眼或揉眼；

（3）切勿接触强光，否则会引起反射性闭目，造成前房出血，及时观察术眼切口和前房情况，如有异常，及时向医生报告；

（4）白内障老年患者居多，易出现跌倒、坠床等危险，嘱家属24h陪护，避免危险事件发生；

（5）术后短时间内进食清淡、富有营养、易消化饮食，多吃水果、蔬菜，保持排便通畅，若有便秘，给予缓泻剂；

（6）睡觉时戴上眼罩，睡眠期间不卧向术眼一侧，保持两周内不要有过度低头的动作，3个月内避免剧烈活动及重体力劳动；

（7）外出时可以戴墨镜遮挡强光和灰尘，避免引起出血或伤口裂开。

三、妊娠期高血压的危险

1. 相关因素

（1）双胎妊娠使心肺负担加重，子宫螺旋小动脉重铸不足；
（2）孕期缺乏营养或遗传因素。

2. 评估

（1）有无引起妊高症的原发因素；
（2）身体及心理压力；
（3）有无自觉症状，如头晕、眼花等；
（4）了解双下肢水肿情况。

3. 护理措施

（1）嘱孕妇卧床休息，保证充足睡眠，左侧卧位，减轻增大的子宫对下腔静脉的压迫；

（2）进食富含蛋白质、维生素及微量元素的饮食，限制钠盐的摄入；
（3）讲解疾病相关知识或组织观看相关视频影像，鼓励患者树立信心；
（4）加强母儿监护，适时增加产前检查次数；
（5）教会患者数胎动，发现异常及时汇报；
（6）减少刺激，保持安静暗光环境，限制陪员探视；
（7）严密观察血压变化，定期测量尿蛋白。

四、如厕自理缺陷

1.相关因素

（1）认知缺陷；

（2）移动能力受损；

（3）可活动状态受损。

2.评估

（1）移动能力；

（2）可活动状态；

（3）认知能力。

3.护理措施

（1）评价/记录以前和目前的如厕形态，制订大概的如厕时间表；

（2）鼓励患者佩戴眼镜或助听器；

（3）患者如厕时提供隐蔽性环境；

（4）了解患者用什么样的方式表达如厕的需要；

（5）如厕期间密切监测患者有无步态不稳、跌倒或晕倒；

（6）给患者提供足够的如厕时间，以避免出现疲劳；

（7）对有视觉缺陷的患者，把呼叫器放在伸手可及之处，并告诉患者有便意时尽早叫人；必要时，床上使用便盆和尿壶；厕所通道要保持安全和通畅；

（8）对于有患肢或失去肢体的患者，鼓励患者在如厕过程中察看患部和患肢，鼓励在专业治疗师和物理治疗师帮助下学会移动技巧；提供必要的、适当的器具，最大限度地增加患者的独立性；

（9）对有认知缺陷的患者，每2h、饭前和睡前提醒患者上厕所；对呼叫器要及时应答，以避免患者产生失望感和憋不住便意；用语言指点患者应该做什么，并对成功给予肯定；

（10）家属24h陪护。

S

一、瘙痒

1.相关因素

（1）环境因素；

（2）食物因素；

（3）疾病所致（接触致敏物质引起的过敏）。

2.评估

（1）瘙痒的范围、部位、时间及特点；

（2）生活习惯、饮食、心理及居住环境；

（3）对抗组胺药物的耐药性。

3.护理措施

（1）指导患者着透气性强的棉质内衣裤、袜子；

（2）指导患者用温水清洗患处，避免用过烫的水洗脸、洗澡，忌使用肥皂、香皂擦洗；

（3）勤剪指甲，避免摩擦及用手搔抓皮损，必要时戴手套；

（4）指导患者饮食应清淡，多食新鲜蔬菜、水果，禁食辛辣、牛羊肉、海鲜产品、腰果、芒果、菠萝等易过敏食物；

（5）遵医嘱按时服用抗组胺药物，并观察止痒疗效；

（6）可适度拍打皮损处，缓解瘙痒；

（7）指导患者分散注意力，如听音乐、缓慢呼吸，加强精神安慰与心理疏导；

（8）协助医生及患者寻找可疑致病因素，如：吸入物、接触物、食物等。

二、伤口裂开的危险

1.相关因素

（1）切口局部张力过大，切口的血肿和化脓感染；

（2）年老体弱、营养不良、肾性贫血等，术后切口愈合不佳；

（3）缝线过细，缝扎不紧；

（4）突然咳嗽，用力排便和呕吐，术后胃肠胀气。

2.评估

（1）体重指数；

（2）大便情况；

（3）腹胀情况；

（4）是否切口张力。

3.护理措施

（1）加强术前营养及支持治疗，密切关注不良反应；

（2）糖尿病患者，通过糖尿病饮食指导和药物调整控制血糖，监测血糖，待血糖稳定后再进行手术；

（3）术后营养支持，结合肠内、肠外营养，保证患者营养摄入充足合理；

（4）术前鼓励患者戒烟，进行有效咳痰训练；术后给予雾化吸入，指导家属翻身叩背，协助患者有效咳嗽、咳痰；指导患者咳嗽时双手轻压腹部两侧，减轻切口张力；

（5）加强围手术期的健康教育，使用简单易懂的语言与患者交流，根据患者不同的年龄与文化程度选择不同的交流方式进行宣教；

（6）合理使用腹带，随时观察腹带的包扎效果，及时固定腹带；

（7）加强对营养不良、肥胖患者的切口的观察。

三、伤口引流不畅的危险

1.相关因素

（1）伤口引流的位置；

（2）患者的卧位；

（3）负压吸引效能的降低。

2.评估

（1）引流管有无打折、受压、脱出；

（2）引流液的颜色、性质、量；

（3）患者伤口处的皮肤状况；

（4）冲洗液的量及负压吸引效能。

3.护理措施

（1）进行开窗引流冲洗时，密切观察引流物的颜色、性质、量并及时记录，严格交接班，保持出入量平衡；

（2）避免引流管扭曲、受压，引流管宜与一次性负压引流装置相连，并保持负压状态，引流装置应低于患肢50cm处；

（3）及时更换冲洗液，倾倒引流液，严格无菌操作，连接处用酒精消毒，及时更换引流装置，避免发生逆行感染；

（4）如发现输入或引流不畅，应立即检查是否有血凝块堵塞或引流管受压打折，及时排除故障，保证管道通畅。

四、社会交往障碍

1.相关因素

（1）以往生活中的挫折；
（2）受错误的思想观念影响；
（3）个性缺陷；
（4）缺乏社会交往的经验；
（5）疾病所致的改变。

2.评估

（1）社交场合和人际接触时的反应，有无恐惧、自卑、害羞、敌意等；
（2）有无反复或持续的回避行为。

3.护理措施

（1）鼓励患者表达内心的感受，理解和同情患者，避免情绪不安；
（2）帮助患者分析社交障碍的原因，从而找到最有效的、针对性的治疗方法；
（3）耐心讲解疾病，缓解其紧张、易怒的情绪；
（4）限制探视时间，提醒家属勿提供兴奋、刺激的消息，以减少患者激动、易怒的情绪；
（5）鼓励患者多与病友交谈；
（6）必要时进行专业心理疗法，如催眠疗法、行为疗法、认知疗法等。

五、肾后性肾功能受损的危险

1.相关因素

（1）输尿管结石；
（2）尿路梗阻，见于结石、狭窄、后尿道瓣膜；
（3）膀胱颈梗阻；
（4）前列腺肥大或癌；

（5）妇科疾病：盆腔肿瘤压迫输尿管、膀胱等；

（6）神经源性膀胱。

2.评估

（1）24h出入量；

（2）有无排尿困难或尿流不畅；

（3）有无水肿，电解质紊乱。

3.护理措施

（1）严密观察尿量，特别对双侧上尿路结石、孤肾患者尤为重要，并严格记录24h出入量，注意心肺功能，防止肺水肿的发生；

（2）患者突然出现无尿，应立即报告医生；

（3）积极做好急诊手术准备，以达到解除梗阻，挽救肾功能的目的；

（4）梗阻解除后，可能进入多尿期，应注意出入量平衡，严格记录24h出入量，为纠正电解质紊乱提供依据。

六、肾上腺功能不足的危险

1.相关因素

（1）功能性肾上腺肿瘤切除术后；

（2）垂体功能不足：产后垂体坏死，垂体肿瘤等。

2.评估

（1）生命体征；

（2）血常规、电解质、糖代谢是否异常；

（3）排泄水负荷试验；

（4）是否出现恶心、呕吐、精神不振、嗜睡、昏迷、低血压性休克等肾上腺危象症状。

3.护理措施

（1）关心安慰患者，避免情绪过度紧张；

（2）根据患者情况，及时补充激素，预防患者术后糖皮质激素水平骤降；

（3）密切观察患者病情，发现患者出现四肢无力、肌肉和关节酸痛、恶心、呕吐、血压骤降、脉快、神志模糊等症状时，立即通知医生处理，并积极配合抢救；

（4）氧气吸入，增加机体需氧量，提高血氧分压浓度；

（5）严密监测生命体征变化；

（6）注意休息，劳逸结合，合理膳食，多摄入富含高纤维素的蔬菜、水果。

七、肾性脑病的危险

1.相关因素

（1）代谢产物不能排出，在体内蓄积中毒引起氮质血症；

（2）内分泌功能紊乱、电解质及酸碱平衡紊乱。

2.评估

（1）意识及早期性格、行为变化；

（2）有无心悸、气喘、呼吸困难等症状；

（3）监测电解质变化、饮食中蛋白质摄入量、利尿剂使用情况；

（4）大便是否通畅，有无出血的早期症状；

（5）尿量及浮肿的程度。

3.护理措施

（1）卧床休息，抬高床头，取半卧位或端坐位；

（2）观察患者意识和生命体征变化，有无并发症的早期表现和危险因素，一旦发现病情变化，及时报告医生，积极配合治疗；

（3）遵医嘱氧气吸入，保持呼吸道通畅，帮助患者翻身叩背，必要时吸痰，吸痰过程中观察患者的生命体征，监测血气变化；

（4）准确记录24h出入量，尤其是尿量；

（5）饮食护理：根据患者病情给予优质低蛋白、低磷、高热量、高维生素饮食；

（6）陪员24h陪护；加强患者的安全防护，去除房间内的危险物品，避免患者自伤或伤人，必要时使用约束带，加床档；

（7）给予患者充分的理解和支持，帮助患者放松心情。

八、上呼吸道梗阻的危险

1.相关因素

（1）急性上呼吸道梗阻：与上呼吸道急性感染、各种原因引起的上呼吸道水肿、咽部周围出血、异物吸入、急性喉炎、喉功能不全（以婴幼儿和小儿常见）和急性误吸、创伤有关；

（2）慢性上呼吸道梗阻：与上呼吸道良恶性肿瘤、炎性肉芽肿、气道淀粉样变、复发性多软骨炎、Wegener肉芽肿及喉、气管结核有关。

2.评估

（1）是否存在上呼吸道炎症、损伤，有无气管插管和气管切开史、烧伤、异物吸入、药物过敏等病史；

（2）气促、呼吸困难程度，有无活动后明显加重，加重与体位是否有关；

（3）经支气管扩张剂、全身或局部激素、氨茶碱等药物治疗是否有效；

（4）肺功能检查。

3.护理措施

（1）严密观察意识及生命体征，观察是否出现呼吸困难、三凹征、紫绀、烦躁，继而昏迷等上呼吸道梗阻的表现，一旦明确，立即采取抢救措施，防止和缓解严重缺氧、二氧化碳潴留和酸中毒，保护神经、循环、肾等重要系统和脏器的功能；

（2）解除呼吸道梗阻，追查梗阻原因，做相应急救处理：

①喉部炎症，应积极使用激素和抗生素，控制炎症，以解除喉梗阻；

②呼吸道异物，首先应进行就地救治，尽早解除梗阻；对于成人患者应立即塞入牙垫或类似牙垫的物品以便从口腔排除异物，将食指深入患者的口腔内，以食指端直达其咽部，使患者做防御性呼吸，采用海姆立克法，急速增加患者的上腹部腹压，以排出患者呼吸道内的异物；对于婴儿或儿童可采用背部拍击法，经上述方法处理无效的患者，应尽快采取喉镜或纤维支气管镜取出异物；

③呼吸道内有黏液、脓液或坏死组织，立即用吸痰管经鼻腔或口腔入气管内吸引；

④急性大咯血，应立即置患者于侧卧头低位，并行气管插管，吸出口腔和气管内凝块，并迅速给氧；

⑤喉颈部肿瘤，一般考虑气管切开术；

⑥颈部手术后血肿，应迅速拆除血肿，行气管切开术；

⑦舌后坠：若患者已进入昏迷状态，因舌后坠而阻塞呼吸道，可使用口咽通气导管或鼻咽通气导管，畅通气道；

⑧肌肉松弛：手术后由于麻醉药或肌松药的参与作用，切口包扎过紧或镇痛药对呼吸的抑制作用等因素，使呼吸道通气量降低，排痰能力减弱，可加重呼吸道阻塞症状，故在手术后应特别注意观察患者呼吸状况，及早发现，及早处理；

⑨对严重呼吸道梗阻患者应立即行环甲膜穿刺或气管切开术；

⑩因气管插管阻塞所致气道梗阻时，应立即拔除气管插管，给予简易呼吸器辅助呼吸，配合医生再次插管；因气管切开套管堵塞所致气道梗阻者，应立即拔除气管切开套管，给予简易呼吸器辅助呼吸，并根据气切时间采取不同急救措施：气管切开时间<7d，窦道未形成，应立即配合医生再次进行气管切开置管术；气管切开>7d，窦道已形成，可立即自窦道徒手置入气管切开套管；

（3）迅速建立呼吸与循环：在呼吸道通畅条件下，立即开始人工呼吸，根据实际情况，可选用口对口人工呼吸、简易呼吸器等进行人工呼吸，必要时配合医生行气管插管或气管切开、环甲膜穿刺等；如发生心搏骤停，应立即采取有效的胸外心脏按压等有关心肺复苏的抢救措施；

（4）氧疗护理：必须及时使用高浓度氧气或纯氧以缓解缺氧，纠正缺氧是保护主要器官和抢救成功的关键；可选用面罩或简易呼吸器、呼吸机辅助呼吸等氧疗工具；

（5）梗阻解除后密切监测患者意识、心率、血压、尿量及其他重要脏器的功能，发现异常及时通知医生；

（6）心理护理：安慰患者，减轻患者的紧张情绪。

九、生活自理能力缺陷

1. 相关因素

（1）残疾，如肢体缺失、功能丧失；
（2）意识障碍；
（3）医疗限制，如石膏固定、牵引、静脉输液等；
（4）活动无耐力、疼痛；
（5）神经、肌肉、骨骼受损；
（6）视力障碍、视力下降、卧床及眼部包扎等；
（7）严重焦虑、抑郁。

2. 评估

（1）引起自理缺陷的因素；
（2）生活自理能力：自理缺陷程度；
（3）患者心理状态：是否焦虑、不自信等；
（4）患者接受帮助的意识和态度；
（5）评估精神状态：有无精神类疾病。

3. 护理措施

（1）生活护理：加强巡视，指导、协助患者完成日常生活，如洗漱、进食、如厕、穿脱衣服及个人卫生，满足患者基本生活需要；鼓励患者自理，对于患者的一点进步都要给予鼓励和肯定；

（2）指导训练仰卧时抬高臀部，以便在床上使用大、小便器；给予日常生活活动训练，使患者能自行穿脱衣服、进食、大小便、淋浴及开关门窗、电灯、水龙头等，提高患者自我照顾的能力；

（3）心理护理：因生活不能自理给家庭增添负担而感到沮丧，担心成为家庭包袱而产生不良情绪的患者，在护理中，给患者提供有关疾病治疗及预后的可靠信息，鼓励患者正确对待疾病，消除焦虑、恐惧心理；关心、尊重患者，多与患者交谈，鼓励患者表达自己的感受；避免任何刺激、伤害患者自尊的言行，鼓励患者克服困难，提高自我照顾能力，增强自信心；

（4）排泄异常的护理：观察排尿、排便方式，次数及量；了解膀胱是否膨隆，区分是尿潴留还是充溢性尿失禁；排尿困难者可给予膀胱区按摩动作轻柔，无效后留置导尿，严格无菌操作，定时更换导尿管及无菌接尿袋；保持会阴部清洁；选择易消化、吸收的高营养、低排泄的饮食，同时指导患者练习腹肌加压与肛门括约肌收缩，掌握进食后的排便时间规律，协助放置排便用品；随时保持肛门周围皮肤清洁；

（5）做好皮肤护理，预防压疮、烫伤、冻伤，避免输液肿胀；

（6）增强瘫痪、骨折肢体的功能；

（7）积极治疗原发病，预防并发症；

（8）意识障碍及精神异常患者，嘱家属24h陪护，做好安全护理。

十、生育进程无效的危险

1.相关因素

（1）胎儿宫内窘迫；

（2）产程进展异常，如产力欠佳、胎位异常、巨大儿；

（3）母亲对生育缺乏信心；

（4）高危妊娠，高龄产妇；妊娠合并症，如高血压、心脏病、糖尿病等；

（5）患者精神因素的影响。

2.评估

（1）评估患者对生育进展的要求；

（2）了解患者产程进展的情况；

（3）评估患者的心理情况；

（4）评估患者高危因素。

3.护理措施

（1）遵医嘱听取胎心，必要时进行胎心监护，有异常及时报告医生；

（2）积极处理产程，必要时加强宫缩；

（3）关心鼓励患者，介绍成功病例，增加患者及家属的信心；

（4）指导患者正确配合，减少能力消耗。

十一、生长发育改变

1.相关因素

（1）遗传因素：个体发育的特征、潜力、趋向、限度等；

（2）环境因素：营养、生活环境、季节与气候、环境污染、家庭、学校、社会环境等；

（3）先天因素影响：宫内营养不足、先天畸形等；

（4）喂养因素：营养不均衡、吸收不良、习惯不良；

（5）长期睡眠不足：疲劳感、精神不振、免疫功能低下、头昏脑胀，注意力不集中；

（6）疾病因素：急性感染、慢性感染、先天性疾病、内分泌疾病会影响体重和身高的增长；

（7）体育锻炼：影响骨骼及全身的钙磷代谢及生长激素的释放；

（8）性别：男孩、女孩生长发育各有特点。

2.评估

（1）生长发展指标，如体重、身高、头围、胸围、坐高、腹围、上臂围等；

（2）与体格生长有关的其他发育，如前囟、头颅骨、脊柱发育、小儿骨化中心、牙齿的发育等；

（3）生长发育的个体差异性：性别、先天因素、后天因素；

（4）神经心理行为发育：脑和脊髓的发育、神经反射的发育、运动功能的发育、语言的发育；

（5）营养状况：身高、体重、年龄、皮褶厚度；

（6）各个年龄段的护理与保健，如发育特点、护理等。

3.护理措施

（1）环境与休息：保持室内空气新鲜，温湿度适宜；内衣应宽松，以免影响呼吸；出汗多时，应及时更换衣物，擦干汗液；勤换尿布，保持皮肤清洁，使患儿感觉舒适；

（2）营养与水分的补充，做到平衡膳食，保证对热能与营养素的需要以及保持营养素之间的平衡，不因营养素的缺乏造成营养不良或营养过剩而导致肥胖，影响孩子的正常生长；

（3）保持口腔清洁，餐前餐后或有疾病时，应及时漱口，保持口腔黏膜湿润和清洁，减少细菌繁殖，以免引起口腔感染；

（4）建立合理的生活制度，安排好作息时间，保证睡眠、休息，适当的参加体育锻炼，增加抵抗力，增强体质；

（5）定期体检：身体检查、智力开发、饮食营养指导等；

（6）家庭教育：家庭的温暖、父母的关爱和良好榜样的作用、良好的学校教育和社会教育，对孩子性格和品德的形成、情绪的稳定和神经精神的发育都有深远影响；

（7）积极治疗感染性疾病和先天性疾病，促使生长发育。

十二、石膏综合征的危险

1.相关因素

（1）髋人字石膏；
（2）饮食过饱；
（3）长期卧床；
（4）脊柱手术史。

2.评估

（1）石膏固定情况；
（2）进食习惯；
（3）是否有恶心、呕吐；
（4）腹部体征。

3.护理措施

（1）严密观察呼吸、血压、末梢循环变化；
（2）保证骨折固定效果，确保外固定满意；
（3）疼痛护理，准确评估，及时处理，减轻患者痛苦；
（4）正确指导饮食，术后麻醉清醒后给予少量流食，少食多餐，饮食宜高蛋白、高热量、高纤维素，鼓励患者多食蔬菜、水果，防止便秘；
（5）科学指导功能锻炼，主动运动与被动运动相结合，使患肢功能与骨折愈合同步发展；
（6）加强基础护理，定期擦洗、翻身活动，预防压力性损伤；
（7）关心患者，做好心理护理，指导患者提高自我护理、自我照顾能力。

十三、食管瘘的危险

1.相关因素

（1）食道黏膜糜烂感染；
（2）异物刺破食道；
（3）手术并发症；
（4）先天因素。

2.评估

（1）患者进食情况；

（2）有无恶心、呕吐、胸痛、

（3）有无感染、发热等症状；

（4）呼吸形态。

3. 护理措施

（1）向患者详细解释术后产生食管瘘的原因；

（2）描述食管瘘的临床表现，以便患者能及时向医护人员反馈信息；

（3）注意观察患者疼痛及体温情况，如发现疼痛加重及体温升高时，及时报告医生，并协助医师做好处理；

（4）注意进食种类及速度，以半流食为主，小口慢咽，食道损伤严重者应禁食，胃肠减压，给予静脉补充营养；

（5）进食后根据病情给予半卧位，观察有无恶心、呕吐，有无返流。

十四、视力减退的危险

1. 相关因素

（1）带状疱疹发生在面部三叉神经节段，该部位的神经纤维受到疱疹病毒感染，可发生角膜炎、角膜溃疡、结膜炎；

（2）患者可能出现怕光流泪，眼睛疼痛，以致视力减退，重者发生全眼球炎而导致失明；

（3）眼局部因素：局部发生感染，如结膜炎、角膜炎等；角膜神经功能异常；

（4）环境因素：包括空气污染、光污染、射线、高海拔、低温度及强风力等；

（5）过度用眼：长时间操作电子产品、近距离平面固视，睡眠不足；

（6）长期处于房内，户外活动少；

（7）眼外伤，如眼球穿孔伤、钝挫伤、爆炸伤、化学烧伤、辐射伤等；

（8）各类手术导致，如角膜激光手术、白内障摘除术后的并发症、外伤术后等；

（9）屈光不正，如远视、近视、散光等；

（10）弱视、斜视、青光眼等眼部疾病；

（11）各种眼病所致后遗症，角膜瘢痕、瞳孔闭锁、化学烧伤、辐射伤等。

2. 评估

（1）疱疹的部位；

（2）有无角膜溃疡；

（3）眼部有无分泌物；

（4）监测体温；

（5）评估电子产品使用时间；

（6）评估家族史，父母有无高度近视；

（7）眼部炎症程度；

（8）环境因素。

3.护理措施

（1）眼部分泌物多时可用盐水冲洗眼部，如有角膜溃疡禁冲洗，棉签擦除分泌物，每日2~3次，防止眼睑粘连；

（2）遵医嘱交替使用抗病毒眼药水和抗生素眼药水滴眼；

（3）洗脸巾要保持清洁，勿让污水溅入眼内；

（4）向病人解释视力减退的原因，避免情绪紧张；

（5）给予支持与安慰，鼓励患者与病友进行交谈，听音乐分散注意力等；

（6）保证眼部的放松，不能长时间看同一个地方，保持充足的睡眠，补充富含维生素类的食品，有利于眼睛疲劳的缓解；

（7）视物模糊预防保健操：双手托腮，让眼球按上、下、左、右的顺序转动10次，接着再逆时针、顺时针各转动10次；

（8）避免用手揉眼睛或用不洁净的手帕、纸等擦眼睛，勿使眼睑的渗液流入眼内。

十五、手术期体位性损伤的危险

1.相关因素

（1）循环功能的改变：麻醉后交感神经阻滞血管扩张，循环代偿功能减弱，影响重要脏器的血液供给；

（2）呼吸系统的影响：侧卧位时，垫于患者腋下处的胸垫过低、过小或俯卧位时未使用胸部和腹部离开手术台，均可引起患者胸廓受压或限制其活动，限制胸廓活动和膈肌运动都可引起呼吸系统机械性改变，造成肺通气不足或通气障碍，导致缺氧和二氧化碳潴留；

（3）周围神经的损伤：与体位相关的外周神经损伤主要是指因牵拉、压迫或缺血而引起神经细胞结构和功能的改变，最常见的是腓总神经的损伤，其次是臂丛神经、桡神经和尺神经、股神经等的损伤；

（4）颈椎的损伤：由于全麻下颈部肌肉张力丧失，搬动患者时过度，可导致颈椎脱位及颈椎损伤；

（5）挤压伤：多见于骨隆突处，如髂、骶、髋、足跟等，因长时间受压而导致皮肤及皮下组织缺损；在年老体弱、手术时间长、约束带过紧、手术垫过硬时易发生；

（6）局部环境：压力、摩擦力、剪切力、潮湿等外力因素在手术中是不可避免的；

（7）年龄因素：研究表明50岁以上的人群皮肤松弛、干燥，与年轻人相比皮肤明显无弹性，保护能力弱，易损性增加，在手术中很可能会在受压的情况下损坏，局部缺血、缺氧，进而产生压力性损伤；

（8）其他：手术助手常不自觉地将双手及前臂靠在患者肢体上，也是造成肢体损伤的原因。

2.评估

（1）生理状况；

（2）营养情况；

（3）皮肤状态；

（4）身体状况及全身软组织完整性；

（5）手术体位；

（6）手术时间，卧位时间越长，患者受压皮肤的压力性损伤的概率就越大。

3.护理措施

（1）术前访视（健康教育）：手术前一日，巡回护士进入病房对手术患者进行术前访视，掌握患者的病情和身体特征，向患者讲解手术体位及该体位对手术的必要性；

（2）对于有压力性损伤发生高危因素的患者，入手术室前应先评估患者，对存在不可避免的压力性损伤的潜在危险者或已经发生压力性损伤，巡回护士要及时上报护士长进行评估确认，反馈患者所在科室护士长后上报片区护士长确认、登记；

（3）提高手术体位枕的质量、数量，种类齐全，能为手术患者提供良好舒适稳定的体位固定，最大限度分散压力，避免压疮的发生和神经损伤；

（4）根据手术类型、手术需求、产品更新的情况，选择适宜的体位设备和用品；选择手术床时应注意手术床承载的人体重量参数，床垫宜具有防压疮功能；体位用品材料宜耐用、防潮、阻燃、透气性好，便于清洁、消毒；定期对体位设备和用品进行检查、维修、保养、清洁和消毒，使其保持在正常功能状态；根据患者和手术准备合适的手术体位设备和用品；

（5）规范体位摆放，强化风险意识，牢记各种常见体位的并发症及摆放要点，注意骨隆突及支撑区的保护；对使用石膏、夹板、牵引的患者，床单应平整，松软适度（尤其是注意骨骼突出部位的床单）；

（6）在安置体位时，动作轻柔缓慢，协调一致，避免拖、拉、推，应有3人以上抬起患者安置体位，并妥善固定；对手术时间长的患者，手术室护士在摆放体位时应采取预防措施，如泡沫减压垫的使用，以免在术中发生压力性损伤；

（7）避免出现摩擦力、剪切力，半卧位时床头不宜超过30°；

（8）保持皮肤清洁：床单平整、清洁、干燥、无渣，避免潮湿，消毒皮肤时避免消毒液渗透床单；

（9）手术团队成员应当相互沟通，在转运、移动、升降或安置患者体位时宜借助工具，确保患者和工作人员的安全，确保体位安置正确，各类管路安全，防止坠床；做好患者保暖，维护患者的尊严并保护其隐私，避免患者身体任何部位直接接触手术床金属部分，以免发生电灼伤；

（10）患者全麻后应对眼睛实施保护措施，避免术中角膜干燥及损伤；

（11）安置体位后或变换体位后，应对患者身体姿势、组织灌注情况、皮肤完整性和安全带固定位置以及所有衬垫、支撑物的放置情况进行重新评估，并观察原受压部位的情况；

（12）术中应尽量避免手术设备、器械和手术人员对患者造成的外部压力；

（13）定期观察，压疮高风险的患者，对非手术部位，在不影响手术的情况下，应当每隔2h调整受压部位1次，并在手术许可时对肢体进行按摩，适时变换体位，缓解或移除压力源；

（14）对于高凝状，遵医嘱使用防血栓设备（如弹力袜、弹力绷带或间歇充气设备等）；

（15）术后要及时仔细观察局部的皮肤、肢端皮肤、受压皮肤颜色改变的情况。

十六、手术期体温过低的危险

1.相关因素

（1）科室及护士自身因素：

①未建立及落实防低温相关制度；

②未评估患者病情、年龄、身体状况等影响围术期低体温的风险因素，制定围手术期保暖措施；

③未对护士进行预防手术患者低体温相关知识及保温工具使用的培训，护理人员不知晓相关的知识、流程等；手术室护士不具备预防围手术期低体温的知识，不掌握保温工具安全、正确的使用方法；

④未合理配置各种保温用具，包括充气式保温毯、电热毯、恒温箱、加温输血器等；

⑤未建立预防围手术期手术患者低体温的工作指引，未落实术前、术中、术后全程的保暖措施；

⑥血液输注如需加温时未使用专用血液加温器；术中补液、冲洗液、皮肤消毒剂未加温使用；

⑦未根据患者的手术部位，采取合适的保暖措施和设施，未在术中非手术区域的四肢和躯干用暖棉被、肩垫、手臂保暖垫等覆盖，增加暴露，未用充气式保温毯预热保暖，预防患者围手术期低体温；

⑧手术患者在转运过程中，未给予足够的包裹，使患者在低体温环境下暴露。查防低温措施落实未达100%；

⑨科室未配有体温计，手术患者低体温是指在手术中非计划性的对机体有害的低体温，患者核心温度（一般是指直肠温度）低于36℃；

⑩未加强手术过程中患者的体温监测，未用鼻咽部温度测量、直肠温度测量及患者皮肤温度测量等方法监测体温，及时发现患者体温过低的症状和体征，如寒战、肢体末端冰冷，且没有及时采取相应的保暖措施；

（2）患者本身及其他因素：

①患者紧张，身体素质比较弱，营养热量不足，体温调节功能差，保温不够，抵抗力较低；

②高危患儿（婴儿、新生儿、严重创伤、大面积烧伤）；

③术前禁食水；

④术前镇静剂及麻醉剂对体温调节的抑制作用；

⑤插管和麻醉剂的作用使体温下降，气管插管后，低温干燥的气体不经鼻腔、上呼吸道的加温、加湿作用直接入肺，使中心体温下降1℃~2℃；全麻药物能不同程度地抑制体温调节中枢，降低了体温的应激能力，不能及时调节；术中应用肌松药也阻滞了肌肉收缩使机体产热下降；

⑥循环血容量的减少，术中失血失液；

⑦术中大剂量的静脉输液、输血致排尿增加；

⑧低温环境，胸腹腔的反复冲洗及开放体腔；术中患者体腔暴露散热，特别是较大手术，如开胸手术、剖腹手术，切口较大较长，体腔暴露面积大，暴露时间长，散失体热较多；

⑨手术野大范围皮肤消毒；

⑩疾病造成体温不升。

2.评估

（1）科室及护士自身因素：

①是否建立并落实防低温相关制度，护理人员是否知晓相关的知识、流程等；

②是否评估包括患者病情、年龄、身体状况等影响围术期低体温的风险因素，制订围手术期保暖措施；

③是否建立预防围手术期手术患者低体温的工作指引，落实术前、术中、术后全程的保暖措施；

④是否对护士进行预防手术患者低体温相关知识及保温工具使用的培训；术中补液、冲洗液、皮肤消毒剂是否加温使用；

⑤是否合理配置各种保温用具，包括充气式保温毯、电热毯、恒温箱、加温输血器；

⑥是否根据患者身体状况和年龄等情况设置手术室适宜温度；

⑦科室是否配有体温计，是否加强手术过程中对患者的体温监测；

⑧是否根据患者的手术部位，采取合适的保暖措施和设施，术中在非手术区域的四肢和躯干用暖棉被、肩垫、手臂保暖垫等覆盖，减少不必要的暴露以减少散热，或用充气式保温毯预热保暖，预防患者围手术期低体温；

⑨手术患者在转运过程中，应给予足够的包裹、减少患者在低体温环境的暴露；查防低温措施落实需达100%；

（2）患者本身因素：

①是否有躁动、嗜睡，甚至昏迷的症状，是否有心跳呼吸减慢、血压降低、轻度颤抖、皮肤苍白、四肢冰冷的症状；

②体温低时患者面部出现苍白发绀的混合表现，有时呈特异粉红色，皮肤发凉；面部虚肿、讲话迟钝和声音嘶哑；

③中枢神经系统：寒战，共济失调、痴呆、发音障碍或缓慢，幻觉改变；体温<32℃时，寒战消失，反射迟钝代以肌张力增强，并出现谵妄和昏睡；体温<25℃时，患者呈昏迷，反射消失，两侧瞳孔大小不等，对光反应微弱；

④呼吸系统：患者是否随着体温下降，呼吸变缓、变浅，通气呈现不足；痰液排出困难，出现无氧代谢增加和呼吸换气减少；

⑤心血管系统：患者是否出现心排血量减少、低血压、心动过缓和心房颤动；

⑥泌尿系统：患者是否出现少尿或者是无尿；

⑦消化系统：患者是否可现腮腺炎、胰腺炎、消化道出血等；

⑧体格检查：患者体温是否明显下降、腱反射下降、肌张力增强、呼吸浅慢、心率加快；

（3）辅助检查：血常规、肝肾功能、血气分析、甲状腺功能等是否有异常。

3. 护理措施

（1）建立并落实防低温相关制度；

（2）评估患者病情、年龄、身体状况等影响围术期低体温的风险因素，制订围手术期保暖措施；

（3）护理人员知晓相关的知识、流程等；

（4）合理配置各种保温用具，包括充气式保温毯、电热毯、恒温箱、加温输血器；

（5）建立预防围手术期手术患者低体温的工作指引，落实术前、术中、术后全程的保暖措施；

（6）血液输注如需加温时必须使用专用血液加温器；

（7）术中补液、冲洗液、皮肤消毒剂应加温使用减少因消毒液蒸发带走热量，巡回护士可将所输液体在不改变其晶体成分的情况下预热至生理温度再输入；由于患者术前禁食时间长及术中失血、失液，需补充大量液体以维持生理需要及补充失血、失液，维持正常血压；库存血尽可能在室温下复温30min或用温水法升高温度后再输入；

（8）根据患者的手术部位，采取合适的保暖措施和设施，术中在非手术区域的四肢和躯干用暖棉被、肩垫、手臂保暖垫等覆盖，加盖无菌敷料，减少因不必要的暴露引起得散热，或用充气式保温毯预热保暖，预防患者围手术期低体温；手术患者在转运过程中，应给予足够的包裹，减少患者在低体温环境的暴露，防低温措施落实需达100%；

（9）对护士进行预防手术患者低体温相关知识及保温工具使用的培训，确保手术室护士具备预防围手术期低体温的知识，掌握保温工具安全、正确的使用方法；

（10）科室配备体温计；

（11）观察病情，加强巡视，加强手术过程中患者的体温监测，可采用鼻咽部温度测量、直肠温度测量及患者皮肤温度测量等方法监测体温，以早发现患者体温过低的症状和体征（如寒战、肢体末端冰冷），并及时采取相应的保暖措施；

（12）根据患者身体状况和年龄等设置手术室适宜温度，如无特殊要求，术前温度可设定在24℃~26℃，手术区皮肤消毒铺无菌巾后，温度设定在22℃~24℃，手术结束室温调至24℃~26℃；湿度50%~60%；新生儿及早产儿等特殊患者手术温度适当提高；

（13）心理护理：给予患者精神支持，安慰缓解其焦虑情绪；

（14）提高体内制造能量的机能，增加营养，补充热量；

（15）呼吸道的加温，可用呼吸蒸发器加热吸入氧气，预防呼吸道散热；

（16）防止体腔热量丧失，器械护士应积极配合手术医生，在不影响手术野的情况下，用温盐水纱布覆盖暴露的内脏、擦拭器械。温盐水一般在35℃~40℃，以手背试温不感觉冷为宜，不仅可直接保温而且减少了由于体液蒸发而丢失的热量；

（17）止血、补血；

（18）病因治疗，做好抢救准备。

十七、受伤的危险

1.相关因素

（1）血压升高、头晕、眼花、视物模糊、甚至抽搐等，均可致外伤；

（2）肿瘤浆细胞浸润释放并激活破骨细胞导致骨质疏松甚至发生溶血、骨性破坏；

（3）血小板减少，M蛋白影响血小板功能；

（4）M蛋白致凝血功能障碍；

（5）高球蛋白血症和淀粉样变时对血管壁的损伤；

（6）肝肾功能异常。

2.评估

（1）血压控制情况及头晕、眼花、视物模糊等症状的改善程度；

（2）环境中的危险因素是否都被排除；

（3）鉴别血小板、红细胞计数低下和出血的诱因，如：由于浆细胞浸润所致骨髓功能受损，使生成正常的血小板/红细胞的功能破坏；

（4）监测实验室检查结果，如：血红蛋白、全血细胞比容、血小板计数；

（5）检查应用的化疗药是否有抑制骨髓的副作用；

（6）鉴别药物是否有损伤血小板功能的作用；

（7）观察并报告自发性/大量出血的症状和体征；

（8）给予激素类药物和集落刺激因子，以刺激红细胞的生成。

3.护理措施

（1）积极治疗原发病，控制、稳定血压；确定危险因素并避免；

（2）嘱患者尽量卧床休息，减少活动；体位姿势改变应缓慢，避免突然改变体位姿势而致头晕跌倒；有受伤危险的患者及时悬挂危险标识，严格交接班；

（3）向患者详细介绍病室及周围环境，以及如何使用呼叫系统。将患者安排在离护士站、治疗室近的房间；将患者的常用物品置于伸手可及之处；保持地面清洁、干燥、无障碍物、无水渍，患者下床行动穿防滑鞋，使用辅助器具，如手杖等；

（4）为患者床边加护栏，患者离床活动，如上厕所、外出检查时应有人陪伴，并予以搀扶或轮椅推送，避开行走途中障碍物；

（5）督促、协助患者按时服用镇静、降压、解痉药，并注意观察用药后的效果。

十八、受污染（手术部位感染的危险）

1.相关因素

（1）手术部位感染常见原因为葡萄球菌入侵，以金黄色葡萄球菌为主；

（2）人体免疫屏障破坏，自身免疫力下降导致；

（3）手术的创伤，进入消化道、呼吸道、生殖道、肛门等处造成感染；

（4）管道系统的梗阻，如：肠、胆囊、泌尿系统引起的感染；

（5）伤口类型：清洁伤口或污染伤口；

（6）年龄因素：老年人、婴幼儿，机体老化，全身免疫防御功能低下、免疫系统发育不全易感染；

（7）血糖水平：血糖高，细菌定植概率增加，伤口愈合延迟，出现伤口感染；

（8）营养不良：血清中白蛋白含量不足，影响免疫系统，增加感染率；

（9）肥胖：脂肪组织血流量和血容量较低，供血少的组织易发生感染；

（10）患者自身因素：与皮肤、毛发清洁度、毛发长短有关，皮肤破损导致防御机制出现障碍；

（11）术前备皮：手术前1日比手术当日备皮风险高，使用剃刀比使用剪刀危险大，会造成皮肤损伤，增加真皮层细菌定植；

（12）医护人员因素：手是手术切口感染的潜在来源，外科手消毒、无菌操作技术是否达到要求；

（13）手术器械、医疗用品、敷料未达到灭菌要求，造成手术部位感染；

（14）手术时间因素：手术时间延长，导致创面细菌量增加；

（15）异物：创伤后存留在体内异物有细菌存在，干扰机体对局部细菌的清除；

（16）输血：输入异体血会降低机体细胞介导的免疫反应，增加围手术期感染率。

2.评估

（1）评估患者的一般情况：有无上呼吸道感染、糖尿病、营养不良等基础疾病；

（2）评估患者皮肤情况：有无皮肤完整性受损的可能，手术区皮肤有无红、肿、破损；

（3）评估手术室环境：净化空调运行是否正常，温度、湿度是否在正常范围内；

（4）评估患者年龄情况；

（5）评估伤口的类型：清洁伤口或污染伤口；

（6）评估手术所需器械、敷料的灭菌情况，有无污染、受潮情况；

（7）根据预约手术名称了解手术时间长短情况；

（8）评估是否为肥胖患者。

3.护理措施

（1）术前1日，进行术前访视，了解患者一般情况，宣教手术相关知识，可沐浴、剪指甲、刷牙等；注意保暖，勿受凉，引起发热，降低相关感染因素；

（2）严格无菌操作，严格执行手卫生，按照正确流程进行外科手消毒，对细菌形成有效屏障，降低感染发生率；

（3）在洁净区严格执行手术室着装要求，刷手衣塞进裤子里，防止操作时污染手术台面；

（4）手术室对无菌物品及存放要求进行严格管理，灭菌后物品应分类、分架放置在无菌物品存放区，一次性使用无菌物品应去除外包装袋后，进入无菌物品存放区；物品存放架应距地面高度≥20cm，距离墙≥5cm，距离天花板≥50cm，物品放置应固定位置，设置标识；

（5）术中应严格无菌技术操作，疑似污染应重新更换、灭菌；

（6）做好手术医生、实习生、外来进修人员的手术间管理工作，指导相关人员严格落实无菌技术操作；

（7）手术室护理人员严格把控灭菌质量监测，使用者应严格检查并确认包内化学指示卡是否合格，器械干燥、洁净程度，合格方可使用；

（8）外来器械及植入物处置应严格把控环节，必须符合灭菌要求方可使用；

（9）手术环境管理，净化空调温度调节至22℃~24℃，湿度控制在40%~60%，有效循环排风机处于开启状态；

（10）手术时间过长，超过6h应重新铺无菌单或加盖无菌中单，防止血迹污染时间过长，增加感染概率；

（11）特殊感染手术严格按照污染手术流程进行处理，做好标准预防，做好标识，防止交叉感染。

十九、舒适度改变

1.相关因素

（1）睡眠形态改变；

（2）化疗药物刺激胃黏膜；

（3）中枢神经受到刺激；

（4）感染；

（5）胸闷伴咳嗽、咯血。

2.评估

（1）睡眠情况；
（2）进食情况；
（3）胃部不适情况；
（4）药物不良反应；
（5）呼吸形态。

3.护理措施

（1）保持病室空气清新、洁净，去除病室中的异味，及时倾倒呕吐物以减轻不良因素的刺激；

（2）提供适合患者口味的饭菜，以增加食欲，并嘱患者少量多餐，以保障摄入充足的能量及营养物质；

（3）患者出现恶心现象时可指导做深呼吸，以抑制呕吐反射；遵医嘱按时使用止吐药，观察疗效；

（4）咯血后及时漱口，嘱患者勿将血液咽下；

（5）胸闷气喘时低流量吸氧，必要时高流量面罩吸氧；遵医嘱正确及时为患者雾化及吸痰；

（5）做好心理护理，倾听患者述说不舒适的原因，帮助患者分析问题，鼓励患者克服暂时的困难，以顽强的毅力战胜疾病。

二十、术后康复迟缓

1.相关因素

（1）与感觉功能降低，失去知觉、神经肌肉损伤有关；
（2）骨骼肌状况；
（3）精神卫生疾病，严重抑郁、严重恐惧、紧张状态；
（4）手术后医嘱规定禁止活动；
（5）疼痛。

2.评估

（1）评估引起骨骼、肌肉、运动系统功能退化的危险程度；
（2）患者的活动力及移动情况。

3.护理措施

（1）讲解有关康复迟缓的不良后果；
（2）鼓励与指导患者进行被动、主动患肢功能锻炼、按摩疗法；

（3）指导患者循序渐进地进行功能锻炼，防止关节僵硬、肌肉萎缩、废用综合征等并发症；

（4）做好基础护理，如：皮肤、头发、口腔、会阴部护理；

（5）按计划或遵医嘱控制疼痛，减轻痛苦。

二十一、栓塞的危险

1.相关因素

（1）血栓栓塞；

（2）脂肪栓塞；

（3）气体栓塞；

（4）羊水栓塞；

（5）其他：癌栓、寄生虫虫卵、细菌、异物（如子弹）等。

2.评估

（1）脑栓塞：烦躁不安，意识改变；

（2）肾栓塞：肾区疼痛，尿少或无尿；

（3）外周栓塞：瘀斑，甲床出血；

（4）关节栓塞：活动受限，关节触痛；

（5）肠系膜栓塞：腹部压痛；

（6）肺栓塞：呼吸；

（7）深静脉栓塞：肢体肿胀。

3.护理措施

（1）严格卧床休息，密切观察以下几点，如有异常及时汇报：重点观察瞳孔、神志、肢体活动、皮肤温度；突然胸痛、气急、发绀、咯血，考虑肺栓塞；出现腰痛、血尿，考虑肾栓塞；神志和精神改变、失语、吞咽困难、肢体功能障碍、瞳孔大小不对称，甚至抽搐和昏迷，考虑脑血管栓塞；肢体突然剧烈疼痛、皮肤温度下降、动脉搏动减弱，考虑外周动脉栓塞；

（2）待病情允许时，可嘱患者适当活动，预防下肢静脉血栓形成；

（3）遵医嘱给予抗凝药物；

（4）加强营养，补充蛋白质、维生素，多吃新鲜蔬菜、水果，忌油腻、辛辣刺激食物；

（5）注意个人卫生，定时擦身，勤换衣裤、被褥。

二十二、水电解质紊乱

1.相关因素

（1）摄入或排除异常；

（2）神经-内分泌系统功能失调；

（3）脏器功能失调；

（4）酸碱代谢紊乱；

（5）药物因素。

2.评估

（1）引起水钠潴留的因素；

（2）患者尿量的增减；

（3）患者皮肤的变化；

（4）实验室检查结果。

3.护理措施

（1）严密监测生命体征，尤其是血压、心率和心律的变化；

（2）嘱患者注意休息，避免劳累，活动时穿防滑拖鞋，以防跌倒；

（3）进食低盐、优质低蛋白如蛋清、牛奶等饮食，每日食盐量<3g；

（4）高钾血症者应限制钾的摄入，少用或忌食含钾高的食物，如橘子、香蕉等；

（5）密切观察患者有无低钙血症的变化，如手指麻木、易激怒、腱反射亢进、抽搐等；

（6）观察患者水肿情况，准确记录其尿量；

（7）告知患者规律服药的重要性，不要随意更换药物或停药；

（8）注意保暖，防止受凉感冒后病情加重。

二十三、水电解质紊乱的危险

1.相关因素同上述

2.评估

（1）代谢性酸中毒：主要是因为肾排酸能力降低，同时又因急性肾衰常合并高分解代谢状态，致使酸性产物明显增多；

（2）高钾血症：少尿期排钾减少，同时酸中毒、组织分解过快也可引起血钾升高；

（3）低钠血症：主要有水钠潴留引起稀释性低钠血症；

（4）其他：低钙、高磷血症。

3. 护理措施

（1）指导患者绝对卧床休息以减轻肾脏负担，抬高水肿下肢，昏迷患者按照昏迷常规进行护理；

（2）坚持"量出为入"的原则，严格记录24h出入量；严密观察患者有无体液过多的表现：水肿、体重增加，若每日体重增加0.5kg以上则补液过多；

（3）监测并及时处理电解质、酸碱平衡失调，监测血电解质变化，如有异常及时通知医生处理；高钾血症：当血钾>6.5mmol/L时，心电图出现异常变化，应予以紧急处理；

（4）低钙血症的预防和处理，纠正代谢性酸中毒：严重酸中毒可加重高钾血症，应及时治疗，当HCO_3^-低于15mmol/L时，应给予5%$NaHCO_3$100~250ml静滴，根据心功能情况控制滴速，并动态随访监测血气分析；

（5）严重酸中毒时，应立即行血液透析。

二十四、水肿的危险

1. 相关因素

（1）与患侧上肢淋巴结引流不畅有关；
（2）与留置引流管有关；
（3）腋静脉栓塞、感染有关。

2. 评估

（1）营养状况；
（2）乳房局部皮肤；
（3）有无癌症转移征象。

3. 护理措施

（1）向患者解释乳腺癌术后淋巴水肿的原因，并说明淋巴水肿通常在1个月内可减轻并消失；

（2）避免损伤：勿在患侧上肢测血压、抽血、做静脉或皮下注射等，避免患肢过度负重和外伤；

（3）保护患侧上肢，平卧患肢下方垫枕抬高10°~15°，肘关节轻度屈曲，半卧位时屈肘90°放于胸腹部；下床活动时用吊带托或用健侧手将患肢抬高于胸前，需要他人扶持时只能扶健侧，以防腋窝皮瓣滑动而影响愈合；避免患肢下垂过久；

（4）促进肿胀消退：按摩患侧上肢或进行握拳、屈、伸肘运动，以促进淋巴回流，肢体肿胀严重者，可弹力绷带包扎或戴弹力袖以促进淋巴回流；局部感染者，遵医嘱及时应用抗生素；

（5）注意睡姿，保证睡眠质量：平卧位患侧肢体垫高，手臂呈一直线，手掌高度要超过心脏平面；健侧卧位，患肢放于体侧或枕头垫高；

（6）患侧上肢功能锻炼：加强肩关节、患侧肌肉力量的锻炼；术后第5日拔除皮下负压引流管后，鼓励患者做最低程度的活动锻炼，如患侧手掌挠双侧肩及同侧耳廓锻炼、甩手运动等。

二十五、睡眠形态紊乱

1.相关因素

（1）与疾病引起的不适有关，如：疼痛、瘙痒、咳嗽、呼吸困难、不舒适等；

（2）与精神、情绪、环境刺激有关；

（3）治疗护理干扰；

（4）与体位不适有关：如活动量少，术后患侧肢体制动等；

（5）与入睡困难、睡眠颠倒有关；

（6）与焦虑、恐惧有关；

（7）与生活无规律、生活方式受干扰有关，如噪音、职业、治疗长时间输液等。

2.评估

（1）患者过去在正常环境里的睡眠形态：如：睡眠量、入睡的方式、深度、时间、体位等；

（2）精神、情绪变化，环境是否改变；

（3）确认促进和干扰正常睡眠形态的因素；

（4）治疗和护理对睡眠的干扰次数和时间；

（5）睡眠障碍及个人生活习惯；

（6）患者的心理状态。

3.护理措施

（1）提供患者有利的入睡方式，营造良好的环境，保持睡眠环境安静，避免大声喧哗；按时作息，室内湿度、温度舒适，空气新鲜；

（2）护理操作集中有计划，减少干扰；

（3）指导促进睡眠的措施，不宜长久谈话，不易看刺激、紧张的电视节目，不宜喝浓茶、咖啡，避免睡前兴奋；

（4）体位舒适，指导陪员在患者卧床期间给予其按摩，增加舒适度，有利于睡眠；

（5）做好睡前心理护理，减轻患者的焦虑、恐惧、抑郁及兴奋程度，从而改善患者的睡眠；

（6）减少日间睡眠时间，白天适当活动，保证夜间的睡眠质量；

（7）遵医嘱给予催眠药，并评估效果；必要时遵医嘱给予镇痛、镇静剂；

（8）夜间密切观察患者睡眠情况，不定时巡视病房，做好交接班；

（9）心理治疗与护理（依病情选择），指导患者使用放松技术，如听轻柔的音乐、提供娱乐性的读物、缓慢深呼吸、全身肌肉放松疗法等。

T

一、胎儿生长受限

1.相关因素

（1）孕妇因素：偏食、妊娠剧吐、多胎妊娠、妊娠并发症与合并症、年龄、身体状况、吸毒、酗酒、宫内感染等；

（2）胎儿因素：胎儿基因或染色体异常、先天发育异常等；

（3）胎盘因素：各种原因致子宫胎盘血流量减少，胎儿血供不足；

（4）脐带因素：脐带过长、过细、扭转、打结等。

2.评估

（1）引起患者营养不良的因素；

（2）母体并发症及合并症；

（3）妊娠期饮食及对保健知识的了解；

（4）孕妇子宫长度、腹围、体重；

（5）测定胎儿身体不同部位的数值。

3.护理措施

（1）入院后即刻进行胎心监护，了解胎儿宫内情况，监听胎心每2h1次，发现胎心胎动异常及时汇报医生；

（2）左侧卧位休息，可使肾血流量和肾功能恢复正常，从而改善子宫胎盘的血流，促进胎儿生长发育；遵医嘱及时给予改善微循环的治疗；

（3）每日吸氧2次；

（4）指导患者自测胎动的方法；

（5）加强孕妇营养治疗，给予高蛋白、高能量饮食，遵医嘱静脉高营养治疗；

（6）消除引致FGR的主导因素，如停止吸烟、饮酒，改变偏食等不良饮食习惯；

（7）治疗后监测胎儿增长及宫内安危情况；

（8）适时终止妊娠。

二、胎儿生长受限的危险

1.相关因素

（1）与患者贫血造成胎盘血供不足有关；

（2）营养物质不足，不能满足胎儿生长发育所需。

2.评估

（1）监测胎儿生长发育是否正常；

（2）监测血红蛋白；

（3）胎儿胎动是否正常。

3.护理措施

（1）入院后即刻进行胎心监护，胎心监护每日2次，了解胎儿胎心变化；

（2）监测胎心每2h1次；

（3）氧气吸入每日2次；

（4）指导孕妇自测胎动的方法，并做好记录；

（5）遵医嘱给予药物治疗；

（6）发现胎心胎动异常，及时报告医生。

三、胎儿受损的危险

1.相关因素

妊高征时，子宫肌层与蜕膜其他部分血管发生急性动脉粥样硬化，内膜细胞病变和血管壁坏死，血管管腔狭窄引起胎盘供血不足，胎盘功能减退，严重时发生螺旋动脉栓塞、蜕膜坏死出血，导致胎盘早剥。

2.评估

（1）胎儿宫内发育情况是否正常；

（2）胎盘功能是否正常；

（3）患者对危险情况如胎动减少、阴道流血、腹痛等危险是否了解。

3.护理措施

（1）遵医嘱取左侧卧位，氧气吸入每日3次，每次1h，以缓解胎儿窘迫；

（2）遵医嘱使用促进胎儿肺成熟药物，加强胎儿呼吸功能；

（3）遵医嘱抽血查雌三醇值，了解胎盘功能；

（4）必要时做胎心监护、B超，监测胎儿宫内情况；

（5）若出现阴道流血、腹痛等情况及时报告；

（6）指导患者卧床休息，减少活动，保持心情愉快。

四、疼痛

1.相关因素

（1）组织创伤：如手术后伤口疼痛；

（2）组织炎症、缺血、缺氧；

（3）疾病因素：器官及周围结缔组织炎症；

（4）长期卧床、局部压迫、化学物质刺激；

（5）晚期癌细胞侵袭神经，肿瘤压迫；

（6）恶病质机体耐受力下降。

2.评估

（1）疼痛的程度、部位及性质：若血液局限于病变区，主要表现为下腹部疼痛；若血液积聚于直肠子宫凹陷时，可出现肛门坠胀感；血液由下腹部流向全腹，疼痛可由下腹部向全腹扩散，血液刺激膈肌，可引起肩胛部放射性疼痛及胸部疼痛；

（2）观察患者面容、表情；

（3）引起疼痛的因素，生命体征变化及伴随症状。

3.护理措施

（1）观察疼痛的性质、部位、持续时间和程度，有无面色苍白、血压下降等内出血征象；

（2）尽量减少突然改变体位和增加腹压的动作；

（3）禁止灌肠，腹痛原因不明时禁用止痛剂；

（4）协助患者取舒适卧位，使炎症局限，以减轻疼痛；

（5）必要时遵医嘱给予镇静药物，术后指导患者及家属正确使用止痛泵的方法；

（6）给予心理护理，帮助患者分散注意力，排除疼痛刺激源和诱因；

（7）让患者尽情表达疼痛的内心感受，并表示理解，给予鼓励性语言，以增加患者战胜疼痛的勇气。

五、体温过低

1.相关因素

（1）疾病/创伤；

（2）营养不良；

（3）药物引起血管扩张；

（4）经皮肤散热过多；

（5）新陈代谢率降低。

2.评估

（1）年龄和体重对体温的影响；

（2）生命体征；

（3）监测电解质和动脉血气分析值；

（4）药物或酒精是否用量过多；

（5）促发因素和危险因素；

（6）定期评价外周血管灌注情况；

（7）监测尿量、心率和心律。

3.护理措施

（1）保持患者内衣裤干燥，提供保暖的被子、毯子或衣服、头巾、帽子、手套、袜子等；

（2）保持环境温度，提供热水或者热饮料；

（3）提供热源，如使用复温毯、热水袋、红外灯、电暖气、电热毯等；温热准备使用的静脉液体、灌洗液等，必要时给予温热湿化后吸氧。

六、体温过高

1.相关因素

（1）感染；

（2）疾病因素：如恶性肿瘤、变态反应性疾病、内分泌及代谢障碍等；

（3）体温调节中枢功能失调。

2.评估

（1）引起体温升高的原因；

（2）患者有无口唇干。

3.护理措施

（1）卧床休息，密切观察体温变化趋势、症状、体征及热型；

（2）定时测量体温并记录；

（3）保持室内通风，调节温度、湿度，使患者舒适；

（4）体温超过39℃时，可用冰敷、擦浴等物理方法进行降温，30min后复测体温，必要时吸氧；

（5）遵医嘱合理使用药物降温，如冬眠疗法；

（6）大量出汗后，鼓励患者多饮水及时更换衣物，必要时遵医嘱进行静脉补液，以防虚脱及电解质失衡；

（7）加强营养，给予清淡、高维生素、高蛋白等营养丰富的流质食物；

（8）寒战时，注意保暖，减少能量的进一步消耗和预防感冒。

七、体温调节无效

1.相关因素

（1）体温调节中枢功能不成熟；

（2）体表面积较大、皮下脂肪少、皮肤薄、血管丰富、易于散热；

（3）躯体小、储存热量少、耐受能力差；

（4）代偿产热能力较差。

2.评估

（1）监测体温变化；

（2）精神状态，如反应、哭声、吸吮等；

（3）意识、心率、呼吸、血压情况；

（4）皮肤颜色、温度、末梢循环等；

（5）尿量，有无脉搏细速、四肢湿冷等。

3.护理措施

（1）室内温度控制在22℃~24℃，湿度50%~60%；

（2）注意保暖，着纯棉柔软的衣物，包裹不可太紧，以免影响四肢活动；

（3）密切观察体温变化，体温监测每2h1次，平稳后每4h1次测量体温；

（4）观察呼吸心率变化，肢端温度及末梢循环情况；

（5）严格控制液体速度及液体入量，供给充足的热量，以维持体温；

（6）遵医嘱使用抗生素，并现用现配；

（7）积极治疗原发病，严格控制液体速度及液体入量；

八、体液不足

1.相关因素

（1）禁食、呕吐、脱水；

（2）手术因素：出血；

（3）疾病因素：肠梗阻。

2.评估

（1）生命体征，注意有无皮肤苍白、冷汗、脉搏细速、尿量少、血压下降，微小变化也提示可能有大量的体液不足；
（2）皮肤充盈度，有无口干；
（3）监测尿量，成人尿量应＞30ml/h，若尿量减少，表示体液不足；
（4）遵医嘱监测血、尿淀粉酶变化、电解质平衡情况；

3.护理措施

（1）了解有无导致脱水的药物，制订补液计划，遵医嘱补充液体和电解质，根据脱水程度、年龄大小和心功能调节输液速度；
（2）监测生命体征变化、中心静脉压等；
（3）准确记录出入量，出量包括胃肠减压量、尿量、呕吐物量、出汗、引流量；
（4）进行胃肠减压时保持引流管通畅，观察和记录引流液的颜色、性质和量；

九、体液不足的危险

1.相关因素

（1）出血；
（2）各种原因引起的有效循环血量减少；
（3）摄入不足：如厌食或禁食；
（4）恶心、呕吐、引流等丧失。

2.评估

（1）查找出血部位、准确评估出血量；
（2）皮肤、黏膜的温度、湿度和弹性有无变差；
（3）生命体征及电解质是否正常。

3.护理措施

（1）准确记录24h出入量和水电解质失衡状况，必要时留置导尿，记录每小时尿量，依据出入量迅速建立静脉通路遵医嘱静脉补液；
（2）根据年龄、脱水程度及心肺功能情况，调节输液速度，开始阶段应稍快，以恢复有效循环血量；
（3）遵医嘱补充电解质，监测血清钾、钠、氯等指标及生命体征的变化；
（4）准确记录24h出入量；
（5）观察皮肤的弹性、黏膜的湿度及末梢循环。

十、体液过多

(一) 腹水

1.相关因素

(1) 门静脉压力增高；

(2) 肝淋巴液生成过多；

(3) 低蛋白血症、低钠血症；

(4) 内分泌紊乱。

2.评估

(1) 有无腹胀，腹部膨隆、腹壁绷紧发亮、状如蛙腹、脐疝；

(2) 有无心悸、气喘、呼吸困难等症状；

(3) 尿量，浮肿的程度。

3.护理措施

(1) 休息与卧位：大量腹水时应取半卧位，减轻呼吸困难；抬高下肢，减轻水肿；避免剧烈咳嗽、打喷嚏、用力排便等，防止消化道出血；

(2) 饮食：给予低盐或无盐饮食，食盐以每日不超过2g为宜，进水量限制在每日1000ml左右；

(3) 遵医嘱使用白蛋白、利尿剂，并观察疗效，准确记录24h出入量，及时监测电解质变化；

(4) 避免快速利尿和大量放腹水（≤1000ml），预防并发症；

(5) 密切观察腹水和下肢水肿的消长情况，每日在同一时间同一部位测量腹围并记录；

(6) 加强皮肤护理，防止压力性损伤发生，定时更换体位并及时按摩、保持床铺平整、干燥；

(7) 监测A/G比值、人血白蛋白、血清电解质等值。

(二) 妊娠

1.相关因素

(1) 全身小动脉痉挛，造成内皮细胞受损，通透性增加，体液渗漏；

(2) 肾小球前小动脉痉挛狭窄，造成肾血流量减少，从而肾小球滤过减少，体液积聚；

(3) 妊娠后期下腔静脉受增大子宫压迫，血液回流受阻，导致营养不良性低蛋白血症。

2.评估

（1）患者水肿程度是否得到减轻；

（2）患者血蛋白质、血电解质、尿渗透压和尿比重的改变情况；患者生命体征及体重变化情况；

（3）引起液体过多的可能原因是否得到去除。

3.护理措施

（1）指导患者摄入足够的蛋白质，如瘦肉、鱼等；适当限制钠的摄入；休息及睡眠时取左侧卧位，以减轻下腹静脉受压；

（2）坐或卧时抬高下肢，以增加静脉回流；进行适当的活动，经常变换体位，预防体位性水肿；视病情需要，遵医嘱用利尿剂；

（3）每周测量体重2次，凡每周体重增加>0.5kg者，应注意有无隐性水肿；遵医嘱记录24h出入量；留24h尿，监测尿量、尿蛋白定量及尿比重等。

（三）小儿肾病

1.相关因素

（1）肾小球滤过率降低，排出量减少；

（2）血栓形成导致血液回流受阻；

（3）蛋白丢失过多导致低蛋白血症；

（4）水钠潴留；

（5）血浆胶体渗透压降低。

2.评估

（1）引起水钠潴留的因素；

（2）起病的急缓，起病时间；

（3）水肿的部位、程度、性质，指压水肿部位有无凹陷，水肿与体位的关系；

（4）患儿的精神状态、饮食习惯、营养状况等；

（5）尿量的多少；水肿发展的快慢、程度；

（6）有无心悸、气促、高血压等伴随症状；

（7）实验室检查结果，如尿常规、尿比重、电解质等。

3.护理措施

（1）提供舒适的环境，协助患儿取舒适卧位，卧床休息；

（2）限制摄入量，观察水肿的部位、严重程度，准确记录24h出入量；

（3）每日按时测量体重、腹围；定时间、定体重计；

（4）严重水肿者应尽量避免肌肉注射，必须注射时应严格消毒，延长按压时间，防止药液外渗；

（5）明显浮肿或高血压时应短期限制钠盐的摄入，病情缓解时不必继续限盐；

（6）严重浮肿的患儿应用利尿剂时，观察患儿的尿量和血压，防止低血容量性休克、静脉血栓、电解质紊乱；

（7）严重水肿、胸腔积液者，绝对卧床休息，并采取坐位，协助患儿床上变换体位以防止血栓形成，腹水严重或出现呼吸困难应取半卧位；

（8）做好口腔护理，晨起、睡前、饭前、饭后漱口；

（9）静脉补液时严格限制输液速度。

十一、吞咽障碍

1.相关因素

（1）神经系统疾病；

（2）年龄；

（3）食物形态；

（4）体位变化。

2.评估

（1）进食情况；

（2）饮水时有无呛咳，进食不同稠度食物的吞咽情况；

（3）采用不同姿势时的吞咽、进食效果；

（4）有无营养障碍。

3.护理措施

（1）饮食护理：吞咽困难患者进食量少，必然导致营养失调，叮嘱患者保证饮食的质量，并鼓励患者进食流质或半流质，遵循少量多餐原则；

（2）静脉营养支持：静脉给予治疗药物时，可酌情静脉补充高价营养；

（3）注意观察患者进食情况，如发现患者有梗阻症状时，及时报告医生，给予胃肠减压；

（4）严密观察病情变化，喂食时取半卧位或坐位；

（5）睡眠与休息：进食量相对减少，身体虚弱，应该保证足够的睡眠，以减少机体消耗；

（6）心理护理：调节患者的心理状态，以积极、乐观的心态面对疾病。

十二、吞咽障碍的危险

1.相关因素

（1）咽喉及食管、腭部肌肉病变；
（2）吞咽反射减退，进食困难，声音嘶哑。

2.评估

（1）吞咽功能；
（2）发音情况。

3.护理措施

（1）声音嘶哑时可用纸笔交流；
（2）遵医嘱静脉补液，加强营养支持，如蛋白粉的摄入；
（3）必要时鼻饲进行高蛋白、高热量、高维生素的流质饮食；
（4）吞咽功能逐渐恢复，给予半流食、软食，嘱患者进食时取半卧位或坐位，速度不宜过快，避免呛咳。

W

一、外周神经血管功能障碍的危险

1.相关因素

（1）关节移位压迫血管、神经；

（2）局部受压；

（3）石膏过紧。

2.评估

（1）肿胀情况；

（2）皮肤颜色、温度；

（3）肢体末梢血运、感觉、运动。

3.护理措施

（1）观察患肢末端的血液循环状况；

（2）若患肢出现苍白、发冷、动脉搏动消失，提示有血管损伤的可能，及时通知医生处理；

（3）动态观察患肢的感觉和运动情况，了解神经损伤的程度和恢复情况。

二、外周组织灌注无效

1.相关因素

失血引起的血容量不足。

2.评估

（1）生命体征及意识、尿量的观察；

（2）面色、口唇、甲床及末梢皮肤变化；

（3）监测中心静脉压；

（4）胸腔引流液的颜色、性质及量；

（5）红细胞计数、血红蛋白计数等。

3.护理措施

（1）严密监测生命体征、意识、尿色及量的变化；

（2）严密观察面色、口唇、甲床是否红润及末梢皮肤是否温暖；

（3）监测中心静脉压，了解有效血容量、心功能及周围循环阻力的综合情况；

（4）保持引流管通畅，避免打折、扭曲、受压；挤压胸腔引流管，观察引流液的颜色、性质、性状及量；若每小时引流量＞200ml，且持续3h以上，引出血液很快凝固，说明胸腔活动性出血；

（5）维持有效循环血量和组织灌注，建立静脉通路，积极补充血容量，抗休克治疗；合理安排输注晶体及胶体溶液；根据血压和心肺功能状态，控制补液速度；

（6）遵医嘱给予止血药物，并观察疗效；

（7）给予中凹卧位，做好保暖措施。

三、外周组织灌注无效的危险

1.相关因素

（1）骨折，局部受压；

（2）术后卧床体位限制；

（3）缺乏功能锻炼。

2.评估

（1）肢体活动及末梢血运情况；

（2）肢体是否肿胀及疼痛部位、性质；

（3）病理生理因素，如静脉、动脉阻塞。

3.护理措施

（1）观察双下肢肢端颜色、温度、毛细血管充盈度、外周脉搏、疼痛性质、肿胀程度、有无被动牵拉指（趾）痛，血液循环情况，如有异常及时报告医生；

（2）采取预防措施，以避免血液循环障碍：定时更换体位，避免局部受压；对瘫痪肢体做关节的被动运动和肌肉按摩，每日2~3次，每次30~60min；鼓励未受损的患者身体主动进行全关节活动的锻炼；

（3）一旦出现肢体血液循环障碍先兆，禁止按摩、热敷、制动、抬高患肢，及时报告医生给予相应处理。

四、胃肠动力失调

1.相关因素

（1）胃分泌功能紊乱；

（2）精神情绪变化；

（3）功能性消化不良；

（4）进食不当；

（5）不良生活习惯；

（6）疾病因素。

2.评估

（1）有无腹痛、腹胀、嗳气、反酸、烧心；

（2）大便的形态、次数、颜色、量及有无便秘；

（3）饮食习惯及活动量；

（4）服用药物对排便有无影响；

（5）有无胃肠道疾病和神经性疾病，有无手术创伤麻醉、胃肠病变等；

（6）腹部检查，了解腹部外形，是否有胃肠型及蠕动波，腹部是否有肿块、胀气及肠鸣音异常情况。

3.护理措施

（1）观察了解腹痛的部位、性质、起始时间与持续时间，了解引起腹痛的原因、规律性、痛点是否转移以及疼痛的发展过程，并观察患者对疼痛的反应，严密观察精神、意识状态及生命体征变化，判断疼痛的严重程度，并详细记录；

（2）指导患者饭后不宜立即平卧，发作时宜取坐位，可饮用温开水，若空腹时出现，应立即进食以缓解不适；指导患者合理生活起居，睡前2h避免进食；

（3）指导患者做好口腔护理，每日早晚漱口、刷牙，必要时给予漱口液；常见的漱口液有生理盐液、1%~3%过氧化氢溶液、2%~3%硼酸溶液等，保持口腔清洁、湿润舒适是十分重要的；

（4）养成良好的生活习惯和饮食习惯，避免长期摄入粗糙、刺激性食物，多食水果、蔬菜或笋类、麦片等多纤维食物，做到饮食有节，定时定量，防止暴饮暴食；宜少量多餐，避免吃太过油腻的食物，不宜消化，引起腹胀，避免过饱或空腹；忌烈酒、浓茶、咖啡、蒜、辣椒等刺激性食物；

（5）加强营养支持和体育锻炼，以提高身体的抵抗力，在病情稳定的情况下适当活动；

（6）患者大便干结、排出困难时，遵医嘱给予缓泻剂，必要时可低压灌肠；

（7）指导并督促患者做顺时针方向（肠蠕动方向）腹部按摩，以刺激肠蠕动；腹部按摩法：患者取仰卧屈膝，放松腹部，操作者立于患者右侧，双手伸展重叠，放于患者右下腹部，由慢到快，由轻到重，反复按摩，以刺激肠蠕动增加；帮助患者神厥穴热敷；

（8）心理护理：保持心情舒畅，运用安慰、疏导、积极暗示和情绪转移，让患者真正认识病情、主动调节情绪、消除思想顾虑，提高疾病治愈信心。

五、胃肠动力失调的危险

1.相关因素

（1）胃分泌功能紊乱；
（2）精神情绪变化；
（3）功能性消化不良；
（4）进食不当；
（5）不良生活习惯。

2.评估

（1）有无胃酸、胃胀、胃痛；
（2）有无嘴苦、口臭、打嗝、嗳气；
（3）饮食习惯，生活习惯；
（4）疾病因素：有无全身性慢性疾病，如心衰、呼吸衰竭、糖尿病、尿毒症等；
（5）有无恶心、呕吐情况；
（6）有无进食后饱餐或纳差；
（7）有无既往史及全身症状。

3.护理措施

（1）观察患者有无腹痛、反酸、腹胀的表现；
（2）指导患者做好口腔护理，每日早晚漱口、刷牙；必要时给予漱口液；
（3）叮嘱患者养成良好的生活习惯和饮食习惯，避免长期摄入多纤维及粗糙、刺激性食物，如辣椒、火锅等，饮食做到定时定量，少量多餐，防止暴饮暴食；避免进食油腻、不宜消化的食物，忌烈酒、浓茶、咖啡等；
（4）适当活动：消耗体内能量，刺激胃肠蠕动，促进胃动力，改善胃功能状态以提高身体抵抗力；
（5）心理护理，嘱患者愉快进餐可使消化腺分泌、消化功能增强。

六、吻合口梗阻的危险

1.相关因素

（1）术后吻合口周围水肿；

（2）癌肿侵犯吻合口。

2.评估

（1）进食情况；

（2）有无恶心、呕吐、腹痛、腹胀。

3.护理措施

（1）向患者详细解释术后产生梗阻的原因；

（2）描述吻合口梗阻的临床表现，以便患者能及时向医护人员反馈信息；

（3）注意观察患者进食情况，如发现患者有梗阻症状时，及时报告医生，给予胃肠减压；

（4）不完全性梗阻时，嘱患者进食少量流质，如菜汤、蛋汤等；

（5）完全性梗阻时，应禁食，可经胃镜插入细塑料管通过吻合口后灌注肠内营养液，同时给予肠外营养支持；

（6）遵医嘱自胃管内注入高渗盐水200ml、氢化可的松100mg，以减轻吻合口水肿；

（7）梗阻不能根本解除时，需做好再次手术前的准备工作。

七、无能为力感

1.相关因素

（1）急性或慢性疾病；

（2）沟通障碍；

（3）日常生活活动依赖他人；

（4）不能完成角色的职责任务；

（5）疾病进行性加重；

（6）知识缺乏。

2.评估

（1）疾病对患者无能为力的影响；

（2）无能为力对患者身体状况的影响，如外貌、饮食、卫生、睡眠习惯等；

（3）提供的信息对患者的行为和感觉有无影响；

（4）心理因素：愤怒、挫折、消沉、服从、焦虑、失望、抑郁和冷漠的情绪；

（5）确认能引起患者感到无能为力的情况和影响因素；

（6）需要患者控制的因素和患者的控制能力；

（7）生病和住院对患者情绪控制的影响；

（8）决策能力；

（9）主动参与自我照顾的愿望/能力；

（10）建立现实目标的能力。

3. 护理措施

（1）采用温和、尊重的态度，以患者能接受的方式，为患者提供照护；

（2）根据患者的具体情况，有效地解决其饮食、卫生和睡眠问题；

（3）给患者提供有关疾病、治疗计划方面的信息；

（4）允许患者表达生气、焦虑、无能为力等情绪；

（5）给患者提供信息，鼓励患者参与制订治疗和护理计划，以增强患者自我控制的能力；

（6）避免采用强制性措施，以免增加患者的无能为力感、挫伤其自尊心；

（7）经常对患者进行鼓励，增强战胜疾病的信心；

（8）帮助患者建立和完成目标。

八、无能为力感的危险

1. 相关因素

（1）疾病因素：急性、慢性疾病进行性加重；

（2）生活质量的因素；

（3）生理功能日渐恶化时感受到对健康的不确定性；

（4）家庭因素；

（5）日常生活规律改变：

（6）沟通不当；

（7）知识缺乏。

2. 评估

（1）疾病对患者无能为力的影响；

（2）是否因辗转的治疗经历、缺乏有效的治疗方法、不可预测的治疗结果等疾病特征；

（3）无能为力感可能对生活质量产生的负面影响；

（4）疾病病程长、难愈合、病情反复多变对患者的影响；

（5）家庭问题；

（6）生活质量的真实水平和挖掘患者需要改善的内在需求；

（7）日常生活的能力，如饮食、睡眠习惯等；

（8）心理因素，是否有紧张、焦虑不安、愤怒、挫折和无能为力感；

（9）疾病和住院对患者情绪控制的影响。

3. 护理措施

（1）鼓励患者参与和自身相关的医疗活动与治疗决策；

（2）利用多媒体互动光碟，强化患者的力量来源，可以减轻患者的无能为力感；

（3）采用传统教育和新兴技术相结合的方法为高危人群提供适宜的信息输入和心理支持，同时注重加强患者的社会支持系统，帮助其应对无能为力；

（4）多吃蔬菜、水果，亦可常服维生素B_1、C、E，以供给大脑所需的营养；

（5）保证充足的睡眠，按时作息，以免过度操劳和精神紧张，把情绪调整至最佳状态；

（6）选择有兴趣的体育活动项目，进行适量活动；

（7）通过采用资源共享的方法满足患者多方面的需求，最大程度提高患者的幸福感；

（8）倾听患者表达生气或孤独的感受，对焦虑和恐惧表示理解，并结合实际情况给予安慰和帮助；

（9）根据患者的接受能力，向患者提供治疗信息，鼓励患者参与制订治疗和护理计划，以增强患者自我控制的能力。

九、无效性否认

1. 相关因素

（1）否认疾病/疾病本身无症状；

（2）否认的特定情景（背景）；

（3）感受或观察到疾病的刺激过量；

（4）认知障碍；

（5）疾病因素：如癌症、艾滋病等；

（6）心理因素：如恐惧、焦虑、缺乏信心、逃避、无助感等；

（7）社会文化方面的因素：如治疗与信仰有矛盾、健康认知不同。

2. 评估

（1）通过观察交谈，确定患者是否存在否认的企图或行为；

（2）了解患者否认的问题及否认背景；

（3）患者对症状的认识；

（4）患者对症状造成机体危害的认识，是否有不承认对死亡或久病虚弱的恐惧；

（5）患者拒绝保健照顾的方式、程度，是否有拖延或拒绝接受检查、保健等治疗照顾；

（6）心理状况：是否恐惧或中度以上焦虑；

（7）是否有意忽视某些症状、危险；

（8）是否否认疾病对生活、工作所造成的影响；

（9）拒绝谈论疾病带来的痛苦，在谈及令人痛苦的事时做出摆脱的手势或言论；

（10）患者做决策或解决问题的能力。

3.护理措施

（1）通过关心照顾患者，建立密切的护患关系；

（2）以书面材料、板报、讲解等方式，用医学知识向患者做好健康指导；

（3）鼓励患者讨论有关疾病长期以来的感受；

（4）让患者参与制订护理和治疗方案，必要时允许患者选择；

（5）请患者参与讨论说明能够合作的措施；

（6）对患者提出的合理建议予以采纳，不合理的要求说明不采纳的理由；

（7）让患者有机会对自己的健康照顾做决定，与患者商量时应采取建议的态度；

（8）随着症状减轻的程度，提示患者观察，并得到患者的确认，讲解照顾与减轻症状、缓解疾病的关系；

（9）加强监督，逐渐减少监督和强化的次数，当合作进步时进行鼓励表扬，强调患者的行为将如何影响疾病进展；

（10）强调治疗、服药、饮食和锻炼的重要性；

（11）给患者讲解正确面对疾病的必要性；

（12）必要时举实例引导患者，说明逃避的后果；

（13）心理护理：鼓励患者表达自己的感受，对恐惧表示理解；经常给予可以帮助患者减轻恐惧状态的言语性和非言语性安慰，如握住患者的手，抚摸患者等；

（14）尽可能减少或排除促发因素，纠正错误的观念，给予正确的指导；

（15）取得患者家属的合作，共同安慰、理解、支持患者。

十、误吸

1.相关因素

（1）疾病因素：脑血管意外、慢性阻塞性肺疾病、老年性痴呆、帕金森氏症、假性球麻痹、恶性肿瘤术后；

（2）自身因素：65岁以上、生活不能自理、长期卧床、身体各器官机能减退、肌肉松弛、吞咽咳嗽反射减弱；

（3）食物种类：喂食方式不当；

（4）药物因素：镇静抗精神药物、茶碱类、阿托品类等，药物副作用引起吞咽咳嗽反射迟钝；

（5）其他因素：抽搐发作呕吐，痰多喂食。

2.评估

（1）排便形态：包括大便的颜色、性质、量和次数；
（2）排便类型：是否常用缓泻剂或者灌肠解决排便问题；
（3）饮食习惯；
（4）液体摄入量。

3.护理措施

（1）对高危患者进行饮食、吞咽功能评估，每周或每10日1次；经评估吞咽障碍的患者启用吞咽困难护理单，床旁挂防误吸标识，吞咽困难严重的患者需留置胃管；

（2）根据病情制定适合的饮食种类，软食、半流质、流质、糊状或菜泥等，既能保证患者营养摄入，又能减少误吸发生；

（3）指导正确喂食技巧：痰多无力咳嗽时，勤翻身拍背，帮助排痰，进食前吸净痰液；在安静状态下进食，精力要集中不要谈话，喂食时采用半坐卧位或坐位，床头摇高30°~45°，速度缓慢，待口腔内食物完全吞下后，方可喂食，少量多餐，避免过饱；喂食后以温开水漱口，30min后方可平卧，避免翻身、吸痰等较大刺激性操作，加强巡视，观察呼吸、面色，是否有呕吐发生；

（4）对患者、家属做好宣教，讲解正确进食、喂食技巧，以及误吸先兆、临床表现等，使他们具备一定的识别能力，能准确反映病情；

（5）对气管切开、气管插管患者应维持气囊压力25~30cmH$_2$O，按需吸痰；

（6）留置胃管患者，确保胃管位置在胃内，喂食中和喂食后1h将床头抬高30°~45°，每次喂食不超过200ml，间隔不少于2h。

十一、误吸的危险

1.相关因素

（1）口腔及呼吸道分泌物增多；
（2）癫痫持续状态。

2.评估

（1）痰液黏稠，不易有效排出；
（2）抽搐时，有无牙关紧闭、口吐泡沫；
（3）有无呼吸伴痰鸣音。

3.护理措施

（1）昏迷患者，保持平卧，头侧向一侧或侧卧位，不能经口进食者，予以鼻饲饮食；

（2）备好吸引器、气管切开包，以备抢救时使用；

（3）保持呼吸道通畅，必要时吸痰；

（4）严密观察病情变化，尤其注意呼吸情况；

（5）口腔护理每日2次，保持口腔清洁；

（6）癫痫持续状态发作者，使用床栏；躁动患者，必要时约束肢体；

（7）发作后及恢复期患者应有人陪伴并且让患者充分休息。

X

一、膝关节交锁

1.相关因素

（1）半月板损伤，关节屈曲范围受限，下蹲困难；
（2）膝关节内存在游离体。

2.评估

（1）膝关节交锁症状的改善情况；
（2）是否有关节腔积液。

3.护理措施

（1）遵医嘱应用镇痛药；
（2）急性期交锁常伴有肌肉痉挛，膝关节处于半屈曲的强迫性体位，此时必须维持患膝的半屈位置，再顺着大腿的轴线手法牵拉小腿，同时嘱咐患者放松肌肉，待膝部松弛后，轻轻屈伸活动膝关节达到脱锁；脱锁后需将患膝制动休息10d，避免剧烈运动；
（3）对于慢性期交锁者，应指导患者运用自行解锁法（坐位，小腿自然下垂，轻轻摆动膝关节，以求解锁）；
（4）反复交锁者应动员患者手术切除损伤的半月板，术后借助持续被动运动器早期活动。

二、下肢静脉血栓形成的危险

1.相关因素

（1）与静脉血流滞缓、血液高凝状态、血管壁损伤有关；
（2）手术部位与过程，疼痛导致患者不愿活动；
（3）患肢制动，体位受限，长时间卧床。

2.评估

（1）双下肢疼痛的时间、部位、程度、动脉搏动情况；

（2）皮肤温度、色泽、感觉及静脉回流情况；

（3）肿胀情况。

3. 护理措施

（1）抬高患肢，促进静脉回流；

（2）遵医嘱监测血凝等检验指标，提供临床依据；

（3）指导患者主动进行双下肢踝关节、趾间关节的运动，股四头肌的等张收缩运动，患肢向心性的被动按摩；

（4）经常观察患肢血液循环情况及患肢肿胀程度，定时用皮尺测量双下肢同一平面周径，严密观察有无动、静脉栓塞迹象；

（5）遵医嘱给予抗凝药物治疗，观察有无出血等不良反应；

（6）遵医嘱给予预防下肢深静脉血栓的理疗。

三、涎腺瘘的危险

1. 相关因素

（1）术中腮腺导管损伤，残留腺泡结扎不彻底；

（2）引流不畅；

（3）术后加压包扎失误；

（4）腮腺区恶性肿瘤。

2. 评估

（1）流涎情况；

（2）进食、咀嚼食物时涎液的流出量。

3. 护理措施

（1）向患者详细解释术后产生涎腺瘘的原因，告知患者腮腺肿瘤术后并发涎腺瘘是可以痊愈的；

（2）向患者宣教涎腺瘘的临床表现，以便患者能及时向医护人员反馈信息；

（3）注意观察流涎情况，如发现有流涎症状时，及时报告医生，给予对症处理；

（4）涎腺瘘多发生在术后3d内，故术后应加压包扎1周；

（5）包扎期间，随时观察患者面部血供及循环是否正常；

（6）拆线后仍应该加压包扎1~2周，口服山莨菪碱，抑制涎液分泌。

四、心包填塞的危险

1.相关因素

（1）止血不彻底；
（2）凝血机制异常；
（3）心包引流不畅。

2.护理措施

（1）心脏术后测血压、脉搏、呼吸、中心静脉压，每30~60min1次；
（2）术后30~60min，挤压心包引流管1次，保持引流通畅，用促凝血药物时，勤挤引流管，必要时负压抽吸引流，严密观察引流情况；
（3）术后24h之内，每小时统计1次胸腔、心包引流量，如发现有引流量突然减少、心率增快、心音遥远、中心静脉压逐渐升高，血压有下降趋势，应立即处理；
（4）常备紧急开胸包，一旦发生心包填塞，积极配合医生进行紧急床旁开胸，解除心脏压塞，挽救患者生命。

五、心肌梗死的危险

1.相关因素

（1）冠状动脉粥样硬化；
（2）心肌缺血、缺氧。

2.评估

（1）胸骨后剧烈疼痛；
（2）烦躁不安、出汗、恐惧，或有濒死感；
（3）使用扩血管药物无效，疼痛频繁、程度加重、时间延长。

3.护理措施

（1）密切观察心绞痛的性质、部位、持续时间及疼痛规律，警惕心肌梗死的发生；
（2）持续心电监测，严密观察生命体征变化，如有异常，及时汇报医生并处理；
（3）不典型心绞痛发作时可能表现为牙痛、肩周炎、上腹痛等，为防止误诊，可先按心绞痛发作处理并及时复查心电图、血压、心肌酶等；
（4）在护理工作中应从容、镇定，避免紧张、忙乱，使患者产生信任感和安全感；
（5）及时解除患者的痛苦，以增强其安全感和舒适感；
（6）进行健康指导和教育，使患者及家属保持心态平和，积极配合治疗。

六、心力衰竭的危险

1.相关因素

（1）瓣膜关闭不全所致血流动力变化；
（2）输液速度过快、过多；
（3）严重心律失常；
（4）感染。

2.评估

（1）心功能情况；
（2）是否有烦躁不安、面色苍白、紫绀、呼吸困难、咳嗽等；
（3）年龄、控制液体的速度及量。

3.护理措施

（1）采取高枕卧位或半卧减轻心脏前负荷，在急性期限制患者活动，降低氧耗；
（2）病房温、湿度适宜，温度20℃~22℃，湿度50%~60%，房内空气清新，利于呼吸；
（3）观察患者有无发作先兆，如情绪紧张、烦躁、咳嗽、被迫采取半卧位等；
（4）如果突发心衰，予以端坐位、下肢下垂、湿化氧气吸入，遵医嘱给予扩血管、强心、利尿药物等；
（5）严格控制患者摄钠量，以减少钠潴留；
（6）控制输液速度，记录出入量。

七、MODS的危险

1.相关因素

（1）严重感染、败血症、全身炎症反应综合征；
（2）严重创伤、休克、缺血再灌流损伤、外科手术应激；
（3）快速输入大量血液、液体以及不适当的药物应用；
（4）高危因素：如高龄、慢性疾病、营养不良、大量输血、危重评分增高等。

2.评估

（1）观察意识、生命体征的变化；
（2）有无休克症状的先兆；
（3）心理反应、家庭经济状况等。

3.护理措施

（1）观察体温、呼吸、脉搏、心率、血压、尿量及24h出入量；

（2）对症治疗：迅速建立静脉通道，维持有效血容量，保持电解质平衡，矫治贫血及低蛋白血症、脱水、酸中毒等，并应早期注意能量供应；

（3）控制休克：一旦发生休克，注意休克的分型，及时稳妥扩容，在扩容基础上可应用血管活性药物，以改善微循环，增加组织血液灌流；

（4）清除坏死组织和感染灶、使用有效的抗生素控制感染；

（5）早期脏器功能支持：凡严重感染、休克、创伤患者均应首先保持充分的循环血量，从而早期纠正血容量不足和微循环障碍；

（6）保护肾功能：血容量补足后，必须注意尿量，保护肾功能；

（7）营养支持：不能进食时，予以肠外营养支持；

（8）防止医源性疾病：如输液不宜过多过快，以防产生心衰、肺水肿、微血栓及其他并发症；

（9）给予心理安慰，卧床休息，保持安静；

（10）备好急救药品及器材，密切观察病情变化，做好记录。

八、心律失常的危险

1.相关因素

（1）心肌传导系统异常冲动；

（2）手术；

（3）不良心理刺激。

2.评估

（1）心律、心率的变化；

（2）有无心悸、胸痛、低血压等早期表现。

3.护理措施

（1）以卧床休息为主，保持病室安静，护理操作相对集中进行；

（2）持续心电监护，严密观察心电图变化，有无心律、恶性心律失常，及时汇报医生；

（3）如发生胸闷气短等症状，低流量持续吸氧2~4L/min，必要时调整氧流量；

（4）遵医嘱床旁备抗心律失常药物，给药后观察药效及不良反应；

（5）床旁备除颤仪等抢救设备，做好抢救准备。

九、心输出量减少

1.相关因素

（1）心脏前后负荷增加；
（2）心肌收缩力降低；
（3）心律严重失常；
（4）血容量不足。

2.评估

（1）有无脉搏细速、血压下降；
（2）有无皮肤湿冷、尿量减少；
（3）有无烦躁不安或意识改变。

3.护理措施

（1）协助患者取舒适的体位，如半坐卧位、端坐卧位、以减轻心脏前负荷；
（2）遵医嘱使用血管扩张药物，以减轻心脏后负荷，注意观察药物疗效和副作用；
（3）严密监测心率、心律、血压、脉搏、呼吸、神志改变，发现异常，及时报告医生处理；
（4）准确记录24h出入量；
（5）控制输液速度，一般不超过每分钟30滴，必要时备好血流动力学监测的设备；
（6）保持病房安静舒适，限制探视，避免外界刺激。

十、心输出量减少的危险

1.相关因素

（1）心脏瓣膜损伤致关闭不全；
（2）肾病综合征。

2.评估

有无血压低、脉搏细数、精神状态差。

3.护理措施

（1）观察生命体征，心电图改变；
（2）观察患者末梢、肢体温度、血氧饱和度改变；
（3）遵医嘱严格控制输液量，准确记录24h出入量；

（4）观察患者精神状态、面色、皮肤；

（5）有无咳嗽加剧、气短等心衰发作征兆。

十一、新生儿高胆红素血症

1.相关因素

（1）胆红素生成过多；

（2）运转胆红素的能力不足；

（3）肝功能发育不完善；

（4）肝肠循环增加；

（5）感染。

2.评估

（1）引起胆红素升高的因素，如部位、范围等；

（2）皮肤、巩膜颜色，吸吮力、肌张力等情况；

（3）精神状态，如食欲、睡眠、活动等；

（4）行为语言，如哭闹、烦躁等；

（5）大小便的颜色；

（6）体温、脉搏、呼吸的变化；

（7）家属对疾病的认知程度。

3.护理措施

（1）注意皮肤黏膜、巩膜的颜色，关注胆红素的数值变化；

（2）查找黄疸的原因，采取相应的措施，观察黄疸的程度及进展；

（3）遵医嘱给予蓝光治疗，做好光疗前、光疗时、光疗后护理；

（4）密切监测体温，根据体温调节箱温，注意观察患儿呼吸、脉搏、精神反应，防止发生光疗不良反应；

（5）遵医嘱每8h测量1次黄疸，密切观察并记录；

（6）注意观察患儿病情变化，有无胆红素脑病早期表现；

（7）观察大小便次数、量及性质，促进粪便及胆红素排出；

（8）少量多次喂乳，耐心喂养，保证营养摄入。

十二、新生儿高胆红素血症的危险

1.相关因素

（1）胆红素生成过多，数值持续升高；

（2）血浆白蛋白结合胆红素能力差；

（3）肝细胞处理胆红素能力差；

（4）喂养不当，排出障碍；

（5）疾病影响，如缺氧、脱水、酸中毒、颅内出血等。

2.评估

（1）胆红素持续升高的原因，如母亲血型、胎龄等；

（2）患儿的精神状态，如饮食、哭声、反应、有无拒乳等；

（3）患儿皮肤黏膜黄染及大便的颜色；

（4）实验室检查结果，了解胆红素变化；

（5）患儿的行为，如吸吮力、肌张力，有无脑性尖叫、抽搐等；

（6）药物接触史。

3.护理措施

（1）密切观察病情变化，注意皮肤黏膜、巩膜的颜色，根据患儿皮肤黄染的部位和范围估计胆红素的近似值，注意神经系统表现，出现异常及时报告医生；

（2）遵医嘱实施光照疗法，做好相应的护理；

（3）应注意患儿的精神、反应、饮食、大小便情况并观察患儿有无烦躁、发热、腹胀、拒食、呕吐，有无哭声变化等；

（4）合理安排补液计划，切记快速输高渗性药物，以免血脑屏障暂时开放；

（5）多与患儿家长沟通，使家长了解病情，取得家长的配合；

（6）出现拒乳、嗜睡、肌张力减退等表现，立即通知医生，做好抢救准备；

（7）观察大小便次数、量及性质，促进粪便及胆红素排出；

（8）保证充足的营养，少量多餐，耐心喂养；

（9）遵医嘱给予白蛋白和酶诱导剂；

（10）积极治疗原发病，降低胆红素脑病的发生。

十三、新生儿戒断综合征

1.相关因素

（1）环境的诱发；

（2）因疾病需要而大量服用镇静、麻醉、止痛剂或致幻剂，导致产生对药物的依赖或成瘾；

（3）母亲在怀孕期间摄入咖啡因过多及患有严重并发症；

（4）母亲在怀孕期间滥用药物、饮酒以及吸食毒品。

2.评估

（1）环境；

（2）了解母亲在怀孕期间有无大量服用过镇静、麻醉、止痛剂或致幻剂等；

（3）高危因素及分娩时的异常情况；

（4）睡眠环境。

3.护理措施

（1）保持室内安静，避免大声喧哗；诊疗护理过程应动作轻柔，避免过度检查对患儿的刺激；

（2）严格消毒隔离制度，由于出现戒断综合征的新生儿免疫力低下，对患儿进行床旁隔离，医务人员对患儿进行操作时戴手套，防止交叉感染；

（3）加强对患儿神经系统、呼吸系统、消化系统、皮肤的护理；

（4）因药物可以通过乳汁分泌，母乳喂养者应停喂母乳。

十四、行走障碍

1.相关因素

（1）中枢性损伤：如足内翻、足外翻、足趾卷曲、指背伸、僵直；

（2）拮抗肌协调障碍：如足下垂、膝塌陷、膝过伸、髋过屈、髋内收过分、髋屈曲不足；

（3）骨关节病变、发育障碍或畸形（膝屈曲、短腿步态、减痛步态）；

（4）单纯肌无力：如臀大肌无力步态、臀中肌无力步态、屈髋肌无力步态、股四头肌无力步态、裸背肌无力步态、肠肌/比目鱼肌无力步态；

（5）病变特征性步态：如帕金森步态、偏瘫步态、小脑共济失调步态、持拐步态。

2.评估

（1）影响患者行走的因素；

（2）肌力分级；

（3）平衡能力；

（4）协调能力；

（5）肌张力均衡；

（6）心理状况，如如焦虑、恐惧等。

3.护理措施

（1）防止患者跌倒、摔伤、坠床等意外发生，使用床栏；

（2）将物品放在患者方便取拿的位置；

（3）鼓励患者食用营养丰富、易消化的饮食，多饮水，多食蔬菜水果等；

（4）指导患者养成良好的排便习惯；

（5）根据患者情况，选择辅助用具，如助行器、拐杖、轮椅等；

（6）保持患者肢体功能位；

（7）协助患者被动运动：

①踝关节牵伸训练：患者仰卧位，自然放松下肢，训练者左手握住患侧踝关节的上端，并向下按压以固定下肢；训练者右手握住患侧足跟部，前臂顶住足底，并向上移动踝关节，牵伸角度不超过20°；

②腘绳肌牵伸训练：训练者左手控制患侧膝关节，以保持下肢稳定伸直；右手握住患侧足跟部，双手同时向正上方托起下肢，下肢后方肌肉轻微紧张即可，牵伸角度不超过80°；

③屈髋屈膝训练：训练者左手控制患侧膝关节，以维持髋关节的稳定；右手握住患侧足跟部，双手同时向头顶方向推，使髋膝屈曲；恢复起始位；

（8）预防下肢深静脉血栓，遵医嘱给予气压治疗。

十五、性功能障碍

1.相关因素

（1）手术改变了女性生殖器的完整性；

（2）自我形象紊乱，造成心理障碍。

2.评估

（1）心理因素，是否忧心忡忡、心理负担过大、自卑；

（2）夫妻关系因素。

3.护理措施

（1）耐心倾听患者对外阴切除术后因性方面的变化造成的心理压力和恐惧；

（2）做好患者配偶的思想工作，使其给予患者足够的关心、照顾和支持。

十六、性功能障碍的危险

1.相关因素

（1）功能性障碍：轻度或重度抑郁症、性知识、性技巧的缺乏和错误的认识、夫妻关系不和谐、长时间口服避孕药；其他因素，如女性曾受过重大刺激，曾受过性侵犯，引起痕迹反应；有较强的自卑感，长时间情绪低落等因素；

（2）器质性障碍：健康状况较差，妇科、泌尿系统疾病和内分泌系统疾病、器官发育不良，如处女膜过度肥厚、男性包皮过长、手术后身体未能痊愈、放射治疗后的女性患有心血管疾病等因素。

2.评估

（1）平时性生活的形态，包括频次及是否和谐；

（2）进行外生殖器及性征发育检查；

（3）有无性器官发育异常，有无外阴创伤、外阴溃疡、巴氏腺囊肿等；

（4）患者的年龄、文化程度、精神心理因素，是否有紧张、忧郁、焦虑等不良情绪影响性欲的产生；

（5）是否有被性侵、未婚人流及频繁人工流产等情况造成的心结与后遗症；

（6）女性是否有分娩后性交痛、阴道干涩和性欲降低；男性是否有勃起功能障碍、早泄、不能射精等异常状况；男性勃起障碍的程度；

（7）是否有内分泌疾病、糖尿病等原因，是否长期或大量服用某些药物，如利血平、普萘洛尔、氯丙嗪、溴丙胺太林和一些抗癌药物。

3.护理措施

（1）根据患者性格特征、行为特点、文化水平及宗教等背景，有针对性的讲解性心理卫生知识；

（2）指导双方不应为对方的性需求而反感或恐惧，不应为自身的性要求而内疚或羞愧；

（3）要充分认清男女双方性反应的差异；

（4）加强性交流、性幻想和性前戏的过程，指导每日提肛运动30min；

（5）提供有关性的知识和技巧，鼓励夫妻共同阅读相关的书籍、画册与视频；

（6）鼓励和教育夫妇相互交流，商量改变性交姿势，性生活时间和地点，建议使用润滑剂等；

（7）保持良好的生活习惯：包括饮食、起居习惯，不酗酒、不吸烟、远离毒品；

（8）注意性器官卫生：注意月经期、妊娠期、产褥期、哺乳期合理安排性生活时间、频率和时机；有重要脏器功能不全的患者，应在医生指导下性生活；

（9）做好避孕：对于没有生育意愿的双方，应采取避孕，避免意外妊娠；

（10）预防性传播疾病：给予患者避孕套和性传播疾病危害性的知识教育；一方有性传播疾病期间，推荐使用避孕套；必要时遵医嘱正确指导用药；

（11）对于如性厌恶等治疗相对困难者，应邀请心理医生明确是心理问题还是精神异常，进行系统脱敏治疗。

十七、性生活形态改变的危险

1.相关因素

（1）年龄：年龄增长，盆底肌松弛、生殖器官萎缩使性反应能力下降、围绝经期和绝经后，雌激素和雄激素水平下降，性欲下降，阴道干涩和性交疼痛；

（2）文化程度：文化程度的高低，使得女性对自身性问题的认识深度存在差异；文化程度的提高，使性功能障碍的发生率下降；

（3）精神心理因素：年幼时接受错误的性教育，认为性生活是不洁的行为，使性欲受到抑制；紧张、忧郁、焦虑等不良情绪也会影响性欲的产生；既往的恶性刺激如反复人流、未婚人流等所遗留下来的不安和恐惧；

（4）分娩：分娩后性交痛、阴道干涩和性欲降低等现象普遍；哺乳时母体内激素水平发生变化容易导致性欲降低和阴道干涩；

（5）健康状况：长期或大量服用某些药物，可导致性功能减退，甚至引起女性性功能障碍；长期接受放射治疗的女性，也会影响性功能；工作过度劳累，外阴擦伤或血肿，萎缩性、硬化性苔藓等都会影响性功能。

2.评估

（1）夫妇双方是否因对方有性要求而厌烦、反感和恐惧，是否对自身的欲望感到内疚和羞愧；

（2）性生活的频次，夫妇双方是否主动参与，相互配合；

（3）夫妇双方是否有良好的生活习惯；

（4）女性有无泌尿生殖系统感染的疾病，男性是否包皮过长；

（5）夫妻双方有无心、肺、肝、肾等全身性疾病；

（6）是否有不洁性交、性滥交等传播性疾病的不良行为。

3.护理措施

（1）讲解健康的性心理是健康性生活的保障和前提；

（2）讲解夫妻双方应懂得性生活是人类的基本需求，是夫妻生活中不可或缺的组成部分；

（3）指导女性应消除在性生活中的被动态度；

（4）讲解男女性反应的差异，让夫妻双方有充分的认识和思想准备；

（5）指导夫妻生活中，男方应给予女方更多的爱抚和刺激，不要盲目追求女性性高潮；

（6）指导养成良好的生活习惯，不酗酒、不吸烟、远离毒品；

（7）注意性生活前后外生殖器的清洗，可预防女性泌尿生殖系统感染性疾病，男性包皮过长者应行手术治疗；

（8）指导夫妻双方应根据自己的情况，合理安排性生活的时间、频率和时机；

（9）讲解对于无生育要求或暂时不考虑生育的育龄夫妇，应采取合理有效、适合夫妻双方的避孕措施，避免意外怀孕；

（10）指导夫妻一方已患性传播疾病时，夫妻双方应共同治疗，在治疗期间应暂停性生活，必要时使用避孕套；

（11）针对不同年龄阶段、不同生活层次的人给予有针对性的健康教育知识。

十八、休克的危险

1.相关因素

（1）体液不足与失血、失液、体液分布；

（2）组织灌流量改变与有效循环血量减少；

（3）气体交换受损与肺组织灌流量不足、肺水肿；

（4）感染与病毒和细菌侵入有关。

2.评估

（1）意识或表情：早期神经系统兴奋，表现为烦躁不安、焦虑或激动；休克加重，神经系统反应性降低，表现为表情淡漠，反应迟钝，意识障碍甚至昏迷；

（2）皮肤黏膜：面颊、口唇、甲床的颜色，皮肤的温度和湿度；

（3）体温、脉搏、呼吸、血压的变化；

（4）监测尿量变化。

3.护理措施

（1）扩充血容量的护理：建立两个静脉通道，以确保迅速有效地补充血容量；密切观察生命体征与中心静脉压的变化，注意有无急性肺水肿、急性心力衰竭的表现，随时调整补液的量和速度；观察尿量与尿比重，以判断有无急性肾衰竭、补液量是否足够、休克有无好转；安置头胸抬高15°~20°、双下肢各抬高20°~30°卧位，以增加回心血量及心排出量，有利于呼吸；

（2）改善组织灌流的护理：改善组织灌流，除迅速扩充血容量外，适当使用血管活性药物，血管收缩剂可加重组织缺氧，带来不良后果，多不主张单独使用；血管扩张剂，能解除小血管痉挛，关闭A~V短路，疏通微循环，增加组织灌流和回心血量，但必须在补足血容量的情况下才可使用；根据病情，尤其在休克早期，可联合使用血管收缩剂和血管扩张剂；使用血管活性药物应从小剂量、低浓度、慢速度开始，根据需要调整用药的剂量、浓度和速度；静脉滴注血管收缩剂时，应慎防药物溢出血管外而导致组织坏死；

（3）其他护理：促进气体交换，给予雾化吸入、翻身、拍背，促进痰液排出，必要时进行气管切开，以保持呼吸道通畅；常规间歇性给氧，6~8L/min，以提高血氧浓度；

鼓励深呼吸、有效咳嗽，以促进肺扩张，增加肺泡气体交换量；必要时，使用人工呼吸机，给予呼气末正压辅助呼吸，以改善缺氧状态；

（4）处理体温异常：对于体温过低者，采用保暖措施，如提高室温、加盖棉被，但不可用热水袋、电热毯等体表加温，以防皮肤毛细血管扩张，使内脏器官血流更加减少加重休克；输入库血时，应将库血复温后再输入，避免加重体温过低，对于体温过高者，应采取降温措施，维持体温在38℃以下；

（5）防止损伤和感染：对烦躁不安者，应妥善保护，防止坠床；做好皮肤护理，经常更换体位，防止褥疮；做好口腔护理，防止口腔黏膜感染和溃疡；各种诊疗用品严格消毒，各项诊疗操作遵守无菌规程；遵医嘱准时正确地给予抗生素，防止二重感染；遵医嘱给予营养支持疗法，提高机体抵抗力；

（6）心理护理：针对患者亲属的心理状况，采取相应的护理措施。

十九、血管损伤的危险

1.相关因素

（1）工厂劳动事件：如机器切割冲压、铁片刺入、高空坠落等；
（2）交通事故；
（3）生活事故：如玻璃和刀切伤等；
（4）医源性事故：如血管、导管损伤、手术误伤。

2.评估

（1）动脉出血：血色鲜红，血随心脏的收缩而大量涌出，呈喷射状，出血量大；
（2）静脉出血：血色暗红，血液缓慢流出，出血速度慢，出血量逐渐增多；
（3）毛细血管出血：血液鲜红，呈渗出性，可自行凝固止血。

3.护理措施

（1）尽快详细了解伤员的受伤史、现场急救情况、注意伤员有无血管损伤，观察意识、血压、脉搏和皮肤黏膜色泽的改变，以判断有无休克的发生；

（2）准备抢救所需物品，通知值班医生，取休克卧位、保暖、骨折处制动和固定，使用心电监护监测生命体征，保持呼吸道通畅，并迅速给予鼻导管或面罩吸氧，氧流量4~6L/min，必要时建立人工气道；

（3）心理护理：恐惧、担心手术是否成功、将来是否会留下残疾、术后功能恢复等，了解患者心理变化，增强其治疗疾病的信心，使其配合治疗；

（4）根据出血部位、性质、危险性的不同，采取不同的止血方法，如指压法，加压包扎法、填塞止血法等；

（5）活动性出血应尽快止血，一般对表浅伤口出血或四肢血管出血，可先采用局部加压包扎止血或用止血带方法暂时止血，待休克初步纠正后，再进行根本的止血措施；

对四肢闭合性骨折用夹板或石膏临时固定；检查有无血胸、气胸、连枷胸等，必要时做胸腔闭式引流和胸带加压包扎；检查出血的隐蔽来源，如血胸、腹内出血或骨盆骨折，当怀疑休克是由于内出血引起，在抗休克的同时进行紧急手术；

（6）建立静脉通路，选择血管宜在上肢，立即开放两条大口径静脉通路，迅速补充血容量，同时抽血作交叉配血，在抗休克的同时迅速做好术前准备。

二十、血管危象的危险

1.相关因素

（1）动脉供血不足；

（2）静脉回流受阻；

（3）体位不当：会引起血管蒂受压牵拉、打折使皮瓣血运回流不畅引起血管危象；

（4）未严格遵医嘱卧床休息；

（5）疼痛刺激：皮瓣移植术后供区和受区同时疼痛刺激可引起生理变化，激发交感肾上腺系统引起血管收缩，使儿茶酚胺增多，引起末梢循环痉挛，如不及时处理可导致血管闭塞或血栓形成，诱发血管危象；

（6）血容量不足：由于手术时间长，术中出血多，术后应用抗凝、扩血管药物后易出现有效血容量不足导致微循环障碍，皮瓣长时间缺血、缺氧导致皮瓣坏死引发血管危象。

2.评估

（1）游离皮瓣色泽是否苍白、皮温较正常低，针刺反应不敏感；

（2）负压引流压力过大，会导致动脉供血不足，引发血管危象；

（3）游离皮瓣色泽是否发紫；

（4）血压较以前是否正常；

（5）使用疼痛药后的效果。

3.护理措施

（1）术后72h内，取头正中略偏向患侧，制动5~7d，用沙袋固定头部；

（2）颈部两侧不能受压，做好预防血栓形成，搬动患者过床时，头颈、躯干要平行移动，以防止吻合的血管蒂扭曲；

（3）术后烤灯照射移植区域进行保暖，烤灯距离皮瓣30~50cm，持续照射；

（4）观察时把烤灯移开2min，以防止出现误差，影响结果；

（5）皮瓣血运的观察：术后72h内多发生皮瓣血管危象，尤其24h内可突发或逐渐形成。注意观察皮瓣的色泽、肿胀程度及毛细血管充盈度，并详细记录于护理记录单；

（6）颜色：皮瓣颜色与供区颜色相一致，如皮瓣颜色变暗、发绀，则说明静脉淤血；如灰白色，则提示动脉缺血，应及时探查；

（7）皮纹：皮瓣表面应有正常的皮纹褶皱，如发生血管危象，皮纹消失；

（8）皮瓣移植后仅有轻度的肿胀，往往比周围组织程度轻，但如果发生皮瓣区域的明显肿胀，质地变硬时，则可发生血管危象，应予以抢救；

（9）一旦发现血管危象，应立即通知医生，及时处理；可应用抗凝、扩血管、活血祛瘀的药物。

二十一、血尿

1.相关因素

（1）疾病本身病变所致；

（2）肿瘤所致；

（3）创伤所致。

2.评估

（1）尿频、尿急、尿痛；

（2）尿液中含有血凝块。

3.护理措施

（1）观察血尿的来源部位，判断是初始血尿、全程血尿还是终末血尿；

（2）指导患者及家属留取尿标本的正确方法，遵医嘱送检；

（3）观察血尿的量和颜色，正确判断出血量，遵医嘱给予止血药物并观察效果；

（4）大量血尿时，卧床休息，注意观察血压和血红蛋白的变化，有异常及时报告医生，进行处理；

（5）多饮水，以冲洗尿路，预防感染和血块堵塞。

Y

一、压力性损伤的危险

1.相关因素

（1）排泄物、分泌物的刺激，如大小便失禁；

（2）病情需要较长时间卧床休息致局部长期受压；

（3）营养不良。

2.评估

（1）引起皮肤受损的危险因素；

（2）皮肤的颜色、温度、弹性、完整性；

（3）皮肤的感觉。

3.护理措施

（1）皮肤护理，保持皮肤清洁干燥；

（2）保持床褥、衣服清洁，及时更换潮湿的衣裤被单；

（3）帮助患者重建控制排尿、排便的能力；

（4）加强营养。

二、牙齿受损

1.相关因素

（1）龋病：在口腔细菌增多的因素下，牙齿硬组织脱矿而发生的进行性破坏；

（2）牙外伤：意外碰击或咬硬物；

（3）磨损：不良习惯和夜磨牙等原因造成的病理性磨损；

（4）楔状缺损，机械性摩擦、酸蚀应力集中；

（5）酸蚀症，接触酸性刺激；

（6）发育畸形，牙齿发育和形成过程中出现的结构和形态异常。

2.评估

（1）有无全身性疾病，有无家族史、过敏史、用药史等；

（2）牙齿受损原因、受损部位、受损数目，经过何种治疗，是否有牙体牙髓、牙周症状，是否有发音不清，吞咽功能困难及偏侧咀嚼等其他并发症；

（3）心理状态，是否存在担忧、紧张、焦虑、悲观等情绪；

（4）对牙齿修复功能及美观的期望程度；

（5）文化背景及经济承受力；

（6）在治疗中的配合程度、依从性；

（7）口腔卫生情况。

3.护理措施

（1）保持良好口腔卫生习惯，早发现、早治疗，要求每半年或1年口腔检查和清洁牙齿1次；

（2）良好的菌斑控制，每日有效刷牙2次，使用含氟牙膏，儿童使用圆弧刷牙法，成人使用巴氏刷牙法，早晚刷牙，饭后漱口；

（3）使用牙线或牙间刷辅助清洁牙间隙，每日刷牙前，配合使用牙线或牙缝刷等工具清理牙间隙食物，可以达到彻底有效清洁牙齿的目的；

（4）定期口腔检查，局部可涂防龋药物，实施窝沟封闭；

（5）养成健康的饮食习惯，均衡饮食，多食蔬菜水果，少喝碳酸饮料、咖啡、可乐等饮料，禁食槟榔，同时避免用牙齿咬坚硬的食物；

（6）牙齿敏感患者，避免饮食过酸、过甜、过冷或过热的食物，以免引起不适症状；

（7）在小孩运动中，如打篮球、踢足球、打拳击、骑自行车等过程中尽量佩戴防护牙托、面罩、头盔等，预防牙外伤的发生；

（8）一旦发生牙外伤，如果牙齿完全脱位，第一时间找回碰掉的牙齿，有条件的可放在清水里或者牛奶里浸泡，以保护牙周膜活力，保护好牙齿之后，立即就医；

（9）调整和恢复正常咬合关系，阻断干扰，佩戴各种咬合垫，避免牙齿过度磨损，调整咬合位置，热敷关节，可松弛咬合肌肉，使牙合、关节肌肉相互协调；

（10）有牙合畸形的患者进行正畸治疗。

三、牙齿受损的危险

1.相关因素

（1）错误的刷牙方法，过度用力或刷牙方法有误；

（2）饮食刺激，如饮用茶、咖啡、可乐，过量食用零食等；

（3）药物腐蚀，如服用四环素、铁剂、抗抑郁等药物；

（4）牙釉质受损：如长期使用酸性食物、胃酸反流；

（5）牙髓疾病：如牙髓坏死，根尖炎症；

（6）牙周疾病：如牙周组织长期炎症刺激；

（7）外伤性损伤：如摔倒、碰撞、咬硬物及交通事故；

（8）颌面部疾病：如颌骨骨髓炎、颌面部肿瘤等；

（9）不良习惯：如夜磨牙、张口呼吸等；

（10）发育不全：如牙齿的结构和形态异常，咬合功能丧失。

2.评估

（1）有无全身性疾病，有无家族史、过敏史、用药史等；

（2）口腔卫生状况；

（3）饮食情况，是否喜酸、甜、热等刺激性饮食；

（4）有无吸烟史；

（5）刷牙方式、方法；

（6）生活习惯，有无夜磨牙、张口呼吸；

（7）牙齿有无龋齿、牙髓炎、牙周等疾病；

（8）有无颌面部疾病；

（9）文化背景及经济承受力；

（10）对口腔的重视程度。

3.护理措施

（1）评估患者全身健康状况，积极治疗原发疾病；

（2）尽量避免服用刺激性药物，如必须服用者，嘱患者用吸管或者尽可能不要碰及牙齿；

（3）保持良好口腔卫生习惯，要求每半年或一年口腔检查和清洁牙齿1次；

（4）有效刷牙，每日正确刷牙2次，使用含氟牙膏，儿童使用圆弧刷牙法，成人使用巴氏刷牙法，早晚刷牙，饭后及时漱口；

（5）合理使用牙线、牙间刷或牙齿冲洗器等辅助工具清洁牙间隙，彻底有效清洁牙齿；

（6）局部涂防龋药物，做窝沟封闭防止龋齿发生；

（7）积极治疗龋齿、牙髓炎、牙周等疾病，避免造成牙齿的进一步损伤；

（8）合理饮食，吃健康食物，少喝碳酸饮料、咖啡、可乐等饮料，多喝白开水，少食辛辣刺激性食物，多食蔬菜水果、含纤维素、维生素多的食物，保证营养均衡，减少进食次数，吃完东西及时漱口，保持口腔卫生；

（9）积极修复损坏牙齿，避免牙齿受损引起的面部塌陷，影响面容；

（10）及时恢复患者咀嚼功能，避免因无法咀嚼，影响进食，导致营养不良而造成全身性疾病的发生；

（11）牙齿敏感患者，避免食用过酸、过甜、过冷或过热的食物，进食温凉、无刺激饮食，以免引起牙齿不适；

（12）运动过程中尽量佩戴防护牙托、面罩、头盔等，预防牙外伤的发生；

（13）一旦发生牙外伤，如果牙齿完全脱位，第一时间找回碰掉的牙齿，有条件的可放在清水或者牛奶里浸泡，以保护牙周膜活力，并立即就医；

（14）缓解患者紧张、焦虑等精神因素，减轻夜磨牙症状，可以根据患者情况制作磨牙咬合垫；

（15）有牙合畸形或牙列不齐者，及时进行正畸治疗，以免食物残渣细菌长期停留在牙间隙、牙龈边缘，增加牙周病以及龋齿的发生率，严重时可出现头痛、颈部和背部疼痛、站姿不正等全身性疾病。

四、咽瘘的危险

1.相关因素

（1）全身营养；
（2）术前放疗；
（3）肿瘤侵犯。

2.评估

（1）全身营养状况；
（2）肿瘤侵犯的部位、范围及肿瘤的分期；
（3）术后伤口感染情况；
（4）切除喉的周围组织，局部供血情况。

3.护理措施

（1）患者术后取半卧位，抬高床头15°~30°，限制颈部活动；
（2）早期给予鼻饲流食，要注意食物的多样化，给予高蛋白、高热量、高维生素饮食；
（3）保持伤口周围皮肤清洁，及时清除分泌物。

五、眼压升高

1.相关因素

（1）炎症反应；
（2）长期使用糖皮质激素药物；
（3）虹膜周边后粘连使房水流通不畅。

2.评估

（1）眼胀痛、同侧偏头痛；

（2）恶心、呕吐；

（3）视力下降；

（4）监测眼压。

3.护理措施

（1）向患者介绍，充分散瞳是治疗该病的主要手段之一，使患者能主动配合治疗，避免并发症，减轻疼痛和充血水肿等炎性反应，有利于病情恢复；

（2）遵医嘱散瞳，密切观察瞳孔的变化，老年人及浅前房的患者散瞳要慎重，剂量从小开始，严密观察眼压，防止并发症，可先给予盐酸去氧肾上腺素，确认眼压未升高后，应用阿托品眼用凝胶；小儿给予浓度较低的散瞳剂；

（3）定时测量眼压，告知患者引起眼压升高的相关因素。

六、洋地黄中毒的危险

1.相关因素

未按医嘱服药或自服药物剂量过大。

2.评估

（1）患者有无恶心、呕吐、纳差；

（2）患者有无心律失常发生；

（3）患者有无出现黄绿视及视物模糊等精神症状。

3.护理措施

（1）观察患者有无洋地黄中毒的表现：心律失常伴传导阻滞，肠道反应，如食欲不振、恶心、呕吐、腹痛、腹泻等；神经系统表现，如头痛、头晕、乏力、视力模糊、黄视、绿视等；

（2）一旦出现上述中毒表现，应立即协助医生进行处理：①停用洋地黄；②补充钾盐，停用排钾利尿剂；③纠正心律失常，室性期前收缩可用利多卡因或苯妥英钠；缓慢型心律失常可用阿托品静脉推注；

（3）洋地黄中毒的预防：

①给药前，仔细询问患者的用药史，严格掌握该药的禁忌证和适应证；

②给药前，准确测量患者的脉搏（时间不能少于1min），注意节律和频率，并做好记录。如患者心率太快或低于每分钟60次，或者节律变得不规则，应暂停给药并及时通知医生；

③掌握患者的进食情况，注意观察有无低血钾表现，必要时建议医生测定血钾浓度；

④同时使用利尿剂的患者，严格观察患者的尿量；尿多时，遵医嘱及时补钾，并协助患者服药到口；

⑤仔细观察有无洋地黄中毒表现，及时发现并处理。

七、胰瘘的危险

1.相关因素

（1）与患者肝肾功能、白蛋白水平有关；

（2）与手术损伤及腹腔感染有关；

（3）与胰腺损伤、炎症、坏死，胰腺手术导致的导管损伤有关；

（4）吻合口愈合不良。

2.评估

（1）观察腹部症状；

（2）观察引流液的色、量、质。

3.护理措施

（1）术后注意观察腹部症状，如出现腹痛、腹胀、发热症状，引流液淀粉酶明显增高，应警惕胰瘘的发生，及时报告医生；

（2）长期大量胰瘘常伴有不同程度的营养障碍及水、电解质失衡，遵医嘱静脉补充营养、水和电解质；

（3）给予抑制胰腺分泌的药物以减少胰腺的分泌和胰酶的活性。

八、意识障碍

1.相关因素

（1）与脑脊液循环障碍有关；

（2）颅内疾病，如颅内感染、颅脑外伤、颅内占位性病变、脑血管病变等；

（3）颅内压升高致脑血液循环障碍。

2.评估

（1）生命体征；

（2）意识、瞳孔情况；

（3）GCS意识障碍指数；

（4）患者有无腹胀情况。

3.护理措施

（1）严密监测生命体征，如血氧饱和度、GCS评分，观察意识、瞳孔变化，发现异常，立即报告医生给予处理；

（2）保持环境安静，避免各种刺激，意识障碍患者取平卧位头偏一侧，保持呼吸道通畅，吸氧，及时清理口鼻分泌物；

（3）保持床单元干净、整洁，定时翻身、拍背，避免压力性损伤；

（4）绝对卧床休息，取头高位15°~30°，头顶置冰袋，降低颅压，利于静脉回流，减轻脑水肿；

（5）观察有无剧烈头痛、呕吐、烦躁不安等颅内高压症状；

（6）观察呼吸频率、节律和深度，如发现呼吸费力、浅慢、咳嗽无力、吞咽困难时，应备好气管插管、机械通气设备，随时准备配合抢救，必要时配合医生进行气管切开术，气管切开后，严格执行气管切开术后护理常规；

（7）维持水、电解质平衡，准确记录每日出入量，长期意识障碍患者可行鼻饲补充水分和营养；

（8）积极预防并发症，高热者给予物理降温，遵医嘱进行药物降温，并观察有无不良反应；

（9）必要时进行约束保护，嘱家属24h陪护，以减少焦虑和恐惧，防止发生意外。

十、意识障碍的危险

1.相关因素

（1）药物毒性物质在体内蓄积，引起中枢及周围神经病变；

（2）代谢紊乱，电解质紊乱、代谢紊乱、高血糖或低血糖；

（3）颅脑疾病。

2.评估

（1）意识、瞳孔的改变；

（2）语言表达，如胡言乱语，词不达意，答非所问。

3.护理措施

（1）及时巡视病房，发现意识障碍者取仰卧位，头偏向一侧，以确保呼吸道的通畅，及时清理呼吸道分泌物，防止窒息；

（2）严密观察并记录生命体征，并观察双侧瞳孔变化；

（3）协助翻身，保持床单元整洁、无渣屑，防止压力性损伤形成；

（4）患者烦躁不安或抽搐时，立即报告医生，必要时用护栏或进行保护性约束；

（5）遵医嘱给予氧气吸入，根据病情调节氧流量，每周及时更换湿化瓶及吸氧管道；

（6）留陪员24h陪护，班班交接；

（7）积极预防感染，做好口腔护理、皮肤护理。

十一、阴道流血

1.相关因素

（1）与胚胎是否正常有关；

（2）免疫、染色体异常因素；

（3）生殖器官是否存在异常，如子宫发育不良、子宫畸形、子宫肌瘤等；

（4）过度劳累或剧烈活动。

2.评估

（1）染色体是否正常；

（2）是否存在生殖系统疾病；

（3）有无家族遗传史。

3.护理措施

（1）严密监测患者面色及生命体征变化；

（2）建立静脉通道，遵医嘱补充血容量；

（3）观察阴道出血量及子宫收缩情况；

（4）观察分泌物的颜色、性质、量及气味，有无妊娠产物排出；

（5）腹痛加剧，阴道出血量增多，应立即汇报医生，给予对症处理；

（6）协助做好各项检查，如B超检查、测定HCG等；

（7）减少各种刺激，避免不必要的妇科检查。

十二、婴儿猝死的危险

1.相关因素

（1）环境的诱发，如俯卧睡眠、头部遮盖、睡眠环境、高温季节；

（2）婴儿自身患有严重疾病，如心脏病；

（3）母亲在怀孕期间咖啡因摄入过多或患有严重并发症；

（4）遗传性疾病。

2.评估

（1）照顾者的护婴能力及护婴知识；

（2）新生儿出生时阿普加评分；

（3）患者高危因素及分娩时的异常情况；

（4）睡眠环境。

3.护理措施

（1）加强巡视，严格落实级别护理；

（2）做好陪护人员关于新生儿安全的健康宣教，如禁止头部遮盖；

（3）加强对高危新生儿的观察及处理，积极配合医生做好新生儿疾病筛查；

（4）提供舒适的睡眠环境，如适宜的温度、湿度。

十三、婴儿行为紊乱的危险

1.相关因素

（1）高危儿；

（2）母亲患有遗传性疾病；

（3）环境因素；

（4）婴儿神经系统发育不完善。

2.评估

（1）婴儿的出生情况；

（2）母亲的既往史及有无家庭遗传性疾病；

（3）母亲产前检查情况。

3.护理措施

（1）加强对高危儿的护理，保持血氧浓度稳定；

（2）严密监测生命体征，活动时无明显的心率、呼吸频率、血压波动，肌张力正常，活动耐力增加；

（3）保持环境安静，避免噪音、强光刺激，睡眠时减少周围环境灯光；

（4）婴儿出现行为紊乱时及时汇报医生给予相应处理，必要时请专科会诊；

（5）指导父母掌握婴儿护理技术，如拥抱、喂食、穿衣、换尿布、安抚等照顾技巧。

十四、婴儿吸吮方式无效

1.相关因素

（1）喂养方法不得当，如"剪刀手"；

（2）高危儿，如早产儿、足月低体重儿等；

（3）母亲乳头条件欠佳，如扁平乳头、凹陷乳头等；

（4）喂养工具选择不当，如奶嘴过硬、开口过小；

（5）各种原因导致的乳汁分泌不足、结奶等。

2.评估

（1）喂养方法；

（2）婴儿的出生情况；

（3）母亲的乳房及乳头条件；

（4）喂养工具。

3.护理措施

（1）指导母乳喂养技巧，包括喂养的时间、方法、正确的喂养姿势，树立母亲的自信心；

（2）协助高危儿的喂养，加强巡视；

（3）及时了解母亲的乳房及乳头情况，对扁平、凹陷的乳头及时给予矫正；

（4）选择合适的奶嘴，材质软，开口适宜；

（5）讲解母乳喂养的好处，鼓励尽早开奶，必要时给予热敷，利于乳腺通畅。

十五、营养失调：低于机体需要量

1.相关因素

（1）恶心/呕吐；

（2）禁食水；

（3）肠道吸收/代谢障碍；

（4）疾病或治疗引起的代谢需要量增加；

（5）缺乏饮食知识。

2.评估

（1）每周测量记录真实体重；

（2）营养状况和饮食摄入量是否充足；

（3）监测营养状况好转/恶化的化验指标；

①人血白蛋白：35~55g/L 正常；<25g/L 严重不良；

②红细胞和白细胞计数；

③血清电解质水平；

（4）监测并探讨患者对饮食的观点；

（5）每日的饮食摄入量。

3. 护理措施

（1）积极治疗导致营养不良的相关疾病，观察有无头晕、出冷汗、面色苍白、神志不清等症状，遵医嘱给予药物治疗，必要时静脉给予葡萄糖注射液，缓解症状；

（2）根据体重与营养师和患者共同制订合理的膳食食谱；饮食上选择易消化吸收、高热量、高蛋白食物，及时补充维生素及微量元素，如菜泥、果泥、肉泥等；

（3）监测血液指标，如人血白蛋白、红细胞、白细胞计数等，必要时遵医嘱给予肠外营养；

（4）安排良好的进食环境，保持适宜的温度与湿度，注意防寒保暖，少去公共场所，加强口腔、皮肤护理；

（5）监测并记录患者进食量，调整饮食要由少到多、由稀到稠，循序渐进，以免出现腹泻，加重胃肠功能紊乱；

（6）指导患者树立营养意识，学习营养知识，用科学的营养知识指导自己的饮食行为，做到不挑食、不偏食；

（7）嘱患者注意休息，适当锻炼，以增加营养物质的代谢和作用，从而增加食欲，提高免疫力；

（8）对于不能自主进食者，可请营养科会诊，遵医嘱给予留置胃管，进行肠内营养治疗。

十六、营养失调：高于机体需要量

1. 相关因素

（1）与内分泌紊乱、血脂代谢异常有关；

（2）与患者的饮食习惯有关，如喜食高热量的食物；

（3）与患者生活方式有关，如缺乏锻炼。

2. 评估

（1）患者饮食习惯；

（2）BMI 指数（18.5~23.9 健康；24~27.9 超重；≥28 肥胖）。

3.护理措施

（1）与患者及家属共同探讨可能会导致肥胖的相关因素；

（2）鼓励患者实施减重行为；

（3）与医生、营养师共同制订患者的饮食及运动计划，嘱患者坚持"三五七"运动，即每日坚持30min锻炼，每周坚持5次以上；

（4）指导合理控制饮食，并记录1周内的食谱，食物以清淡三低（低盐、低糖、低脂）为主；

（5）鼓励患者改善进食行为的技巧，如充分咀嚼、慢慢吞咽、制订容量小的餐具；

（6）必要时遵医嘱合理使用药物。

十七、应激性溃疡的危险

1.相关因素

（1）严重创伤：如严重外伤、大面积烧伤、颅内疾病、脑外伤、腹部手术等；

（2）长时间低血压：如休克、慢性肾衰竭、多器官衰竭等；

（3）长时间的使用药物：如抗癌药物和类固醇激素、阿司匹林、消炎痛等；

（4）其他因素：

①中枢神经系统兴奋性增高：情绪可抑制胃酸分泌和胃蠕动，紧张和焦虑可引起胃黏膜糜烂；

②胃黏膜屏障损伤：大手术、严重创伤、全身性感染等应激状态，特别是休克引起的低血流灌注，均能减少胃壁的血流，发生应激性溃疡；

③胃酸和H+作用：由于胃黏膜屏障受损，H+浓度虽不高，仍可逆行扩散，出现胃壁内酸化；

④代谢产物影响：如PG产生减少，还会出现其他一些炎性介质的失控等；

⑤幽门螺杆菌感染；

⑥胆盐作用：胆盐被认为是除阿司匹林和酒精以外造成胃黏膜损害排行第三位的物质。

2.评估

（1）有无腹痛、腹胀；有无呕吐，呕吐物的颜色、性质、量；有无黑便、柏油样便，大便潜血实验；

（2）生命体征、甲床、口唇；

（3）诱发因素，如严重外伤、休克、感染应激状态；

（4）既往史，如胃十二指肠溃疡病史，近期有无服用激素；

（5）实验室检查：监测血常规、血清电解质。

3. 护理措施

（1）严密观察病情，积极治疗诱发因素；定时测量血压、脉搏、呼吸，观察有无腹胀、腹痛，呕吐物的颜色、性质及量，大便颜色、性质和量，及时留存标本送实验室检查；

（2）记24h出入量，及时监测血常规及血清电解质；

（4）腹胀者给予胃肠减压，妥善固定胃管，维持有效胃肠减压，以减少胃黏膜充血，减轻腹胀；

（5）意识不清的患者呕血时，应平卧头偏向一侧，防止窒息，需及时清除呕吐物；便血时，需及时清洁肛周；

（6）遵医嘱准确及时使用中和胃酸的药物（如奥美拉唑、奥曲肽）及止血剂；

（7）绝对休息，保持床单元干燥、整洁，皮肤清洁，积极预防压力性损伤；

（8）给予心理安慰，患者大量呕血，排黑便，易产生恐惧感、濒死感，医务人员应保持镇定，积极处理，精心护理患者；

（9）出血期间禁食，出血停止后先从流质饮食开始，慢慢过渡到半流质饮食，然后是软食，且少食多餐，多喝鲜奶，必要时静脉高营养；

（10）对保守治疗无效的患者积极术前准备；

（11）术后维持有效胃肠减压，遵医嘱使用静脉高营养，鼓励患者尽早下床活动；

（12）循序渐进恢复饮食，肛门排气后先饮水，3d内进流质饮食，少量多餐；3d后半流质饮食；3~7d后进软食，忌食生硬、刺激食物；进食时可取半坐卧位，不宜过快；进食后观察有无腹胀不适、恶心、呕吐。

十八、硬肿的危险

1. 相关因素

（1）链球菌属感染；

（2）感染性疾病，如脓疱疮、蜂窝组织炎、麻疹、腮腺炎；

（3）血糖异常；

（4）应激，生活不规律，不讲究个人卫生；

（5）营养不足；

（6）遗传因素。

2. 评估

（1）疾病的家族史；

（2）有无感染、糖尿病；

（3）生活方式、习惯、营养状况；

（4）患者现存的症状，检查面颈部、背部、头部、胸部皮肤有无发硬。

3.护理措施

（1）积极寻找病因，治疗原发病；

（2）按时服药，避免多服或者漏服药物，观察不良反应；

（3）指导养成规律、健康的饮食习惯，以清淡饮食为主：摄入盐<6g/d，油脂<30ml/d，多摄取新鲜的水果、富含纤维的食物、绿色蔬菜，500g/d，戒烟戒酒，忌浓茶、咖啡、蒜、辣椒等刺激性食物；

（4）养成良好是生活习惯，按时休息，不熬夜，加强体育锻炼，每周至少锻炼4次，每小时1次。

（5）每日沐浴，更换贴身衣物，尤其在运动后，避免使用刺激性的洗衣液清洗衣物；

（6）摄入充足的水分，2500ml/d；

（7）使用物理疗法缓解患者的不适，如热敷、按摩不适的肌肉群。

十九、娱乐活动缺乏

1.相关因素

（1）病理、生理因素；

（2）心理因素；

（3）与治疗有关；

（4）环境因素。

2.评估

（1）有无疲乏、活动无耐力、不适、疼痛等；

（2）有无抑郁、焦虑、恐惧、悲伤；注意力集中在疾病和住院问题上，出现思维障碍或人际关系问题，回避集体娱乐活动；

（3）沟通和社交障碍；

（4）医源性限制，如隔离、限制活动范围、约束、静脉输液、氧疗、睡眠治疗等；

（5）有无设施、设备不足，缺乏娱乐活动的环境和设施，未组织娱乐活动；

3.护理措施

（1）了解患者个人史（兴趣和爱好等）和现病史，鼓励积极参与；

（2）询问患者，分析其缺乏参于娱乐活动的因素和原因；

（3）减轻或去除相关因素，针对患者表现的无耐力、疲乏、疼痛、不适等情况给予治疗和护理帮助；

（4）注意首选患者感兴趣的、力所能及的活动，分散患者注意力，设法减轻患者焦虑、恐惧、抑郁等情绪障碍，使之注意力集中于娱乐活动之中；

（5）尽可能组织娱乐活动，让患者能认识到娱乐活动对身心健康的意义，能主动或被动参加适当的娱乐活动。

二十、语言沟通障碍

1.相关因素

（1）认知功能受损、思维障碍；
（2）主观心理因素；
（3）文化差异。

2.评估

（1）患者的语言表达能力；
（2）患者理解能力；
（3）近期记忆力。

3.护理措施

（1）患者语言表达能力欠缺时，结合手势与患者交谈；
（2）要有耐心，给患者足够的时间去思考和回答对方提出的问题；
（3）避免过度进行语言训练，鼓励患者主动表达自己需求；
（4）与患者交谈时态度和蔼，语气轻柔，注意语速，可适当提高语调，注意避免使用生僻语句，以方便患者理解；
（5）主动与患者沟通交流，通过安慰、鼓励，消除不良情绪，增强患者信心；
（6）鼓励采用多种沟通方式以达到患者有效表达其需要的目的。

二十一、预感性悲哀

1.相关因素

（1）疾病晚期；
（2）预感绝望。

2.评估

（1）患者能否表达自己的悲哀情感；
（2）患者能否参与社交活动；
（3）患者能否配合各种治疗及护理。

3.护理措施

（1）给予患者耐心、细致的护理，关心体贴患者，取得患者的信赖；

（2）经常与患者交谈，并提供安全、舒适、单独的环境，让患者表达悲哀情绪；

（3）在患者悲哀时，应表示理解，并维护患者的自尊；

（4）介绍临床上一些成功的案例，鼓励患者重新鼓起生活的勇气；

（5）鼓励患者或家属参与治疗和护理计划的决策制订过程；

（6）寻求合适的支持系统，建议单位领导或同事给予关心，鼓励家属成员进行安慰，必要时陪伴患者。

Z

一、早产、胎儿窘迫、胎死宫内的危险

1.相关因素

（1）双胎妊娠并发症或合并症；

（2）孕妇偏食导致营养不良；

（3）生长发育畸形或染色体异常；

（4）脐带或胎盘病变导致胎儿血供不足。

2.评估

（1）引起患者营养不良的因素；

（2）患者有无母体并发症，有无防治感染相关措施；

（3）患者对双胎妊娠饮食及保健知识的了解。

3.护理措施

（1）入院后即刻进行胎心监护每2h1次，了解胎儿宫内情况，发现胎心异常及时汇报主管医生；

（2）遵医嘱给予吸氧，每日2次；

（3）指导自测胎动的方法，指导左侧卧位和合理饮食；

（4）遵医嘱及时给予改善微循环及加强营养治疗；

（5）双胎妊娠，应增加产前检查次数，每次监测宫高、腹围、体重；注意多卧床休息、避免过度劳累、防止跌倒意外；

（6）与孕妇沟通，保持心情愉悦，不必过分担心母儿安危、积极配合治疗。

二、造口周围皮肤炎的危险

1.相关因素

（1）更换造口袋清洁皮肤、备皮、消毒皮肤不规范；

（2）术后造口感染；

（3）血供障碍。

2.评估

（1）引起感染的潜在因素；
（2）造口周围皮肤的状况；
（3）造口分泌物性质；
（4）生命体征。

3.护理措施

（1）保持室内空气新鲜，每日通风2次，每次15~30min；
（2）严格执行无菌操作技术，按洗手时机，落实手卫生；
（3）正确的造口评估：正常造口是微凸、红色有光泽的，患者造口开放后要从造口颜色、外形、高度、大小及位置形式等，观察造口功能的恢复情况，是否有排气，排便状态如何，周围皮肤情况及黏膜有无脱落等并记录；
（4）造口周围皮肤管理：保持造口周围皮肤清洁、避免刺激，预防感染；密切观察造口周围皮肤变化，合理使用造口用具；
（5）正确测量造口大小，选择适合的造口袋（一件式或两件式透明造口袋），5d更换1次或有渗漏时随时更换；
（6）更换造口袋时，造口及周围皮肤均以生理盐水清洗，出院后可指导使用清水或无化学成分刺激的湿巾清洁；
（7）给患者及家属讲解造口袋更换技巧，帮助患者更好的认识自我，告知患者只要护理得当，并不会影响生活质量；
（8）合理指导饮食，多食膳食纤维，并指导患者进行排便功能训练，使大便成形，减少刺激；
（9）对已出现的皮炎，在正确清洁造口周边皮肤的同时可使用皮肤保护膜或造口粉，配合防漏膏进行护理。

三、造瘘口黏膜组织灌注异常的危险

1.相关因素

（1）造瘘口充血水肿；
（2）造瘘口回缩凹陷；
（3）造瘘口与其周围组织缝合过紧。

2.评估

（1）造瘘口的颜色；
（2）造瘘口的外观，肠黏膜有无充血、水肿。

3.护理措施

（1）每日观察造瘘口血运情况，是否红润、有无变黑；
（2）选择合适的造口袋，防止造瘘袋口压迫肠黏膜造成出血；
（3）更换造口袋时，正确测量造口尺寸，避免造口底盘经常摩擦造口边缘；
（4）防止造瘘口充血水肿时应在肠黏膜上覆盖凡士林纱布加以保护；
（5）必要时为患者做好进行造瘘修复的准备。

四、粘连性肠梗阻的危险

1.相关因素

（1）腹腔内纤维性粘连；
（2）粘连成角的肠管。

2.评估

（1）患者术后的通气情况；
（2）患者有无腹痛、腹胀情况。

3.护理措施

（1）密切观察肠蠕动情况，有无腹痛、腹胀，肛门有无停止排气、排便；
（2）鼓励患者早期下床活动，促进肠道蠕动，防止肠粘连的发生；
（3）合理给予饮食指导，以清淡、易消化为主，少食多餐，避免暴饮暴食；
（4）必要时给予促进肠蠕动的药物，并观察用药后的效果；
（5）保持心情舒畅，避免精神紧张；
（6）餐后不宜做剧烈的体力活动，尤其是突然改变体位；
（7）注意饮食卫生，防止胃肠炎症，避免出现肠管异常蠕动。

五、黏液性水肿昏迷的危险

1.相关因素

（1）甲状腺功能减退症状加重，如乏力、怕冷、腹胀、便秘、嗜睡、动作迟缓、记忆力减退等；
（2）各种原因所致的感染；
（3）手术和使用麻醉、镇静药物等。

2.评估

（1）神志变化；
（2）体温变化；
（3）通气量及血压变化；
（4）出入量是否平衡。

3.护理措施

（1）病情危重者，绝对卧床休息，严密观察患者意识、瞳孔变化；
（2）心电监测持续监测生命体征变化每30min1次，并及时报告医生；
（3）保持呼吸道通畅，有喉头水肿者，必要时进行气管插管或气管切开；
（4）遵医嘱及时抽取各项血尿标本并送检，结果异常时及时汇报医生；
（5）详细记录24h出入量；
（6）避免病室温度过低，室温保持在22℃~24℃；
（7）对于体温低于35.5℃以下的患者，注意保暖，禁止使用热水袋，避免局部热敷，防止烫伤；
（8）床旁备好急救抢救药品。

六、站立障碍

1.相关因素

（1）中枢性损伤：足内外翻，足趾卷曲，拇指背伸、僵直；
（2）拮抗肌协调障碍：足下垂，膝塌陷，膝过伸，髋过屈，髋内收过分，髋屈曲不足；
（3）骨关节病变、发育障碍或畸形：膝屈曲，短腿步态，减痛步态；
（4）单纯肌无力：臀大肌无力步态，臀中肌无力步态，屈髋肌无力步态，股四头肌无力步态，裸背肌无力步态，腓肠肌/比目鱼肌无力步态；
（5）病变特征性步态：帕金森步态，偏瘫步态，小脑共济失调步态，持拐步态。

2.评估

（1）影响患者行走的因素；
（2）患者肌力分级；
（3）患者的平衡能力；
（4）患者协调能力；
（5）患者肌张力是否均衡；
（6）患者心理状况，如焦虑、恐惧。

3.护理措施

（1）防止患者发生跌倒、摔伤、坠床等意外，可在床边安放护栏；

（2）将物品放在患者方便取拿的位置；

（3）鼓励患者进食营养丰富、易消化的饮食，多饮水，多食蔬菜与水果等；

（4）指导患者养成良好的排便习惯；

（5）根据患者情况，选择辅助用具，如助行器、拐杖、轮椅等；

（6）保持患者肢体功能位；

（7）被动运动：

①踝关节牵伸训练：患者仰卧位，自然放松下肢，训练者左手握住患侧踝关节的上端，并向下按压以固定下肢；训练者右手握住患侧足跟部，前臂顶住足底，并向上移动踝关节，牵伸角度不超过20°；

②腘绳肌牵伸训练：训练者左手控制患侧膝关节，以保持下肢稳定伸直；右手握住患侧足跟部，双手同时向正上方托起下肢，下肢后方肌肉轻微紧张即可，牵伸角度不超过80°；

③屈髋屈膝训练：训练者左手控制患侧膝关节，以维持髋关节的稳定；右手握住患侧足跟部，双手同时向头顶方向推，使髋膝屈曲；恢复起始位；

（8）预防下肢深静脉血栓，遵医嘱给予气压治疗。

七、张口困难的危险

1.相关因素

（1）放疗引起颞颌关节损伤；

（2）口腔黏膜受损；

（3）疼痛。

2.评估

（1）张口困难的程度；

（2）患者张口训练的效果；

（3）患者对张口训练动作要领的掌握程度。

3.护理措施

（1）注意保持口腔卫生，指导患者进行漱口、叩齿、鼓腮、咽津、张口等活动；

（2）疼痛时，遵医嘱正确用药，并进行颌面部肌肉按摩，缓解肌肉紧张痉挛；

（3）情况允许时，大幅度张口锻炼，即口腔迅速张口，然后闭合，幅度为自己可忍受范围内；

（4）存在进食困难时，可改为半流质饮食，保证营养均衡、丰富；

（5）坚持微笑练习，以运动局部肌肉；

（6）保持术后切口卫生，避免感染。

八、照顾者角色紧张

1.相关因素

（1）护理经验不足，多见于初产夫妇；
（2）照顾者身体状况欠佳，如年龄≥60岁、患有高血压、心脏病等；
（3）照顾者文化程度不高、地域差异导致沟通障碍；
（4）精神因素的影响：因家庭关系心情焦虑。

2.评估

（1）照顾者的相关知识及执行能力；
（2）照顾者的身体健康状况；
（3）照顾者的生活背景；
（4）照顾者的家庭关系。

3.护理措施

（1）加强对照顾者的健康宣教，提高操作能力；
（2）要求照顾者身体健康，无慢性病及传染病等；
（3）对于语言沟通障碍的照顾者，及时给予帮助，如手势、翻译、写字等；
（4）加强照顾者心理护理。

九、支架滑脱或移位的危险

1.相关因素

（1）呕吐致使尚未牢固支撑的支架滑移，多见于良性肿瘤；
（2）吻合口支架、贲门支架移位发生率高。

2.评估

（1）支架有无滑落或移位；
（2）生命体征变化。

3.护理措施

（1）密切观察心率、心律变化，发生异常及时处理；
（2）做好呼吸道护理，预防低氧血症；
（3）记录24h出入量，维持水电解质平衡；

（4）做好基础护理，避免疼痛、失眠、便秘、情绪不佳等不良因素；

（5）所有活动安排在充足睡眠后，活动量以不感疲劳为宜；

（6）观察患者进食情况，避免饮食过饱；

（7）支架移入胃内无症状者可以观察，多能自然排出，如有不适应及时就医，定期复查。

十、知识缺乏

1.相关因素

（1）缺乏疾病有关知识；

（2）信息误解、资源不熟悉；

（3）文化程度低，无学习能力；

（4）缺乏指导。

2.评估

（1）患者学习或完成自我照顾的能力；

（2）患者及家属的文化程度、学习动力和愿望；

（3）患者以前的患病经验和所受过的健康教育；

（4）患者对需要掌握的学习内容有无错误的认识。

3.护理措施

（1）通过多次交谈确认患者对疾病和未来生活方式的顾虑，针对患者的顾虑给予解释或指导；

（2）创造一个相互尊重、信任和合作的学习气氛，允许患者提问题，并耐心解答；

（3）探讨患者对所发生变化的态度和感受；

（4）允许和鼓励患者及家属自学有关知识；

（5）用非指责的方式指导患者，促进其学习。

十一、肢体活动障碍

1.相关因素

（1）中枢神经：如中风、脑梗死、脑出血；

（2）颈椎病或臂丛神经损伤；

（3）肢体肌肉出现病变，如重症肌无力、周围性麻痹。

2.评估

（1）肌力的分级程度（0~5级，0级最严重）；

（2）患者起病的急缓程度；

（3）运动障碍的性质、分布、程度及伴随症状；

（4）是否因肢体运动障碍而产生急躁、焦虑情绪。

3.护理措施

（1）防止患者发生跌倒、坠床等意外，可以在床边安放护栏；

（2）加强患肢的主动、被动运动，可采用运动的机械性物理因子进行治疗，着重进行躯干、四肢的运动，感觉、平衡等功能的训练，包括关节功能训练、肌肉训练、有氧训练、步行训练等；

（3）保持肢体功能位，指导患者床上活动，并协助患者功能锻炼，预防关节僵硬或强直；

（4）告诉患者疾病康复的过程，增强自理信心，并逐渐增加自理能力，指导并鼓励患者做力所能及的自理活动，如喝水、漱口、洗脸等；

（5）做好皮肤护理，协助患者翻身、叩背每2h1次，预防压力性损伤；

（6）低盐、低脂饮食，宜吃清淡易消化、高纤维食物，如芹菜、燕麦、水果等，防止便秘。

十二、执行治疗方案无效

1.相关因素

（1）治疗方案复杂或需要长期坚持，如糖尿病、高血压等；

（2）药物副作用难以耐受，如化疗、长期服用激素等；

（3）经济困难；

（4）文化差异，知识缺乏；

（5）对治疗方案及医务人员不信任；

（6）医务人员对治疗方案指导不够。

2.评估

（1）患者对疾病的治疗及预后认识；

（2）经济情况；

（3）患者的文化程度、家庭支持、宗教信仰；

（4）思想动态，对医务人员的信任程度。

3.护理措施

（1）与患者沟通，了解不配合行为的影响因素，取得患者信任；

（2）改进患者的生活方式：戒烟、减轻体重（如果体重超重）、节制烟酒、膳食结构调整、规律适度的体育活动；

（3）邀请患者参与制订治疗计划；

（4）告诉患者药物用完前2~3d需到医院及时复查开药；

（5）督促并协助患者按时服药，讲解按时服药的重要性，提高其服药的依从性；解释说明所用药物的名称、用法、作用及副作用，严格遵医嘱服药，避免睡前服用降压药，以防止入睡时血压下降，脑血流速度减慢，形成脑血栓；

（6）每日按时监测生命体征变化，了解服药效果；

（7）与家属沟通，讲解治疗取得的成效，督促、配合完成治疗。

十三、职业伤害的危险

1.相关因素

（1）机体本身的因素：年龄较小，性别差异，人格特征，吸烟、饮酒，睡眠质量，心理状况；

（2）机械设备等因素：设备老化，设备物品摆放位置不当；

（3）环境因素：不良工作条件；

（4）劳动组织不合理，生产管理不到位；

（5）职业防护意识薄弱，工作麻痹心理，违章作业，操作失常；

（6）职业紧张因素，注意力分散，工作经验不足。

2.评估

（1）患者基本情况，包括年龄、性别、从事的职业、工作年限等；

（2）危险环境中暴露的时间；

（3）是否处于恐惧及高度紧张状态；

（4）对职业的认识及各项操作的熟练度；

（5）患者生活质量，如是否长期处于疲劳、烦躁、睡眠不足等情况；

（6）是否经常抽烟喝酒；

（7）对安全问题是否重视。

3.护理措施

（1）充分利用各种宣传工具，开展多种形式的健康教育，加强职业防护知识培训，增强职业防护意识；

（2）加大防护管理力度，建立健全规章制度；

（3）正确使用职业中各种用具；

（4）规范各项操作，培养与岗位相适应的技术能力，减少事件的发生；

（5）工作期间尽量避免或减少危险因素，改变作息时间，保证充足睡眠，加强自我保护，尽可能避免疲劳操作；

（6）遵守安全操作规程，提高工作熟练度，以减少伤害的发生率；

（7）改善工作环境，减少职业暴露；

（8）改善和丰富员工的业余生活，缓解压力，减轻紧张心理；

（9）开展法规宣传，加强劳动安全管理，降低伤害发生率；

（10）为高危人群加强劳动保护；

（11）养成良好的工作作风和卫生习惯；

（12）熟练掌握化学毒剂的性能、功效及操作规程，配置使用消毒剂等要做好防护；

（13）保持良好的人际关系和团体合作，提高心理素质和应变能力。

十四、植物生存的危险

1.相关因素

（1）急性损伤：如脑血管疾病、神经系统损伤；

（2）脑部畸形：无脑畸形、先天性脑积水、脑膨出等；

（3）代谢性疾病：帕金森病、多发性脑梗死、肾上腺脑白质营养不良等；

（4）呼吸、心搏骤停复苏后，脑组织不可逆性损伤。

2.评估

（1）有无继发性损伤发生的危险；

（2）运动、认知能力；

（3）家属是否掌握有关护理知识。

3.护理措施

（1）积极治疗原发病，避免脑组织再次损伤；

（2）加强体育锻炼，预防大脑退化；

（3）注意智力训练，平时勤动脑，以延缓大脑老化；

（4）保持心情愉悦，避免精神刺激，以防止大脑组织功能的损害；

（5）予以相应的营养支持，预防并发症的发生；

（6）防止静脉血栓形成，合理安排输液顺序，合理选择静脉；

（7）指导患者家属有关护理知识，以利于患者回归家庭生活，如日常生活护理、预防并发症的护理；

（8）对于脑组织损伤严重者，遵医嘱采取物理治疗、高压氧、亲情疗法、中医等综合治疗以促苏醒。

十五、止血带麻痹的危险

1.相关因素

（1）止血带缚扎部位；

（2）止血带缚扎时间；

（3）止血带压力；

（4）止血带使用适应症。

2.评估

肢体末梢血运、感觉、运动。

3.护理措施

（1）根据手术部位，合理选择使用止血带；

（2）使用止血带时，原则上尽量缩短使用时间，通常使用1h左右；如病情危急，需持续应用，可松开止血带10min左右再继续；

（3）使用止血带的时间和部位要有明确标记；

（4）术后1~2d内需密切观察止血带麻痹现象；

（5）由于手术中长时间使用止血带，麻醉消退后，严密观察患肢感觉、运动恢复情况。

十六、窒息

1.相关因素

（1）机械作用引起呼吸障碍，如呼吸道梗阻、呼吸道受压、胸部外伤或疾病引起窒息；

（2）中毒导致组织缺氧，如一氧化碳中毒；

（3）病理性窒息，如支气管哮喘和肺炎等引起的呼吸面积丧失；

（4）新生儿窒息及空气中缺氧引起的窒息。

2.评估

（1）有无气道梗阻，呼吸频率、节律、深度；

（2）有无窒息的表现，如胸闷、气急、紫绀、呼吸困难；

（3）患者的意识状态。

3.护理措施

（1）观察患者的意识、呼吸的频率、节律及深度，紧急实施对症治疗和病因抢救；

（2）开放气道，保持呼吸道通畅，用手指或吸引器清理口咽部异物，当异物滑入气道时，可用俯卧位，用拍背或压腹的方法，排挤出异物；

（3）呼吸停止时立即进行人工呼吸或呼吸气囊辅助呼吸，建立有效的呼吸道，必要时进行气管插管、气管切开或纤支镜，有利于异物迅速彻底的清除；

（4）胸部严重损伤，给予半坐卧位，保持呼吸道通畅，及时清理呼吸道分泌物，必要时给予吸痰，遵医嘱吸氧；

（5）一氧化碳中毒，立即给予高压氧治疗；

（6）保持病室干净、整洁，消除患者恐惧心理，做好心理护理；

（7）鼻饲时给予半卧位，注意量、速度、温度，防压力大返流误吸引起窒息；

（8）老年体弱、吞咽障碍，喂食时量应少且慢；

（9）对痰液黏稠不易咳出者，要做好呼吸道湿化，翻身拍背及体位引流；

（10）鼓励患者多饮水，多食营养丰富、富含维生素的食物。

十七、窒息的危险

1.相关因素

（1）痰液黏稠，不易咳出；

（2）气道出血；

（3）频繁剧烈咳嗽。

2.评估

（1）咳嗽、咳痰的程度；

（2）痰液的性质、量及出血情况。

3.护理措施

（1）指导患者咳嗽、咳痰方法；患者咳嗽、咳痰时用手轻按气管套管，避免因频繁剧烈咳嗽，导致气管套管反复刺激气道，造成损伤出血；

（2）放疗期间应注意观察管内的痰液量、颜色及性质，对于痰中带血的患者须加强气道湿化和增加饮水量；

（3）咯血患者应卧床休息，取侧卧位或平卧位，头偏向一侧；

（4）套管口覆盖湿纱布，预防异物进入气管内；

（5）充分有效湿化痰液，雾化吸入，使痰液稀释不易形成痰痂，利于痰液的咳出，无效时用吸痰管吸出；

（6）发生大咯血时，护士应镇静，安慰患者减少紧张情绪；

（7）做好心理护理，减轻患者的焦虑和不安，做好与家属的沟通。

十八、重症肌无力及危象的危险

1.相关因素

（1）药物过量或药量不足；

（2）自身免疫。

2.评估

（1）缺氧程度；

（2）患者肌力；

（3）口腔分泌物的量；

（4）药物使用效果。

3.护理措施

（1）密切观察病情，注意呼吸频率、节律、深度的变化；

（2）观察有无呼吸困难加重、发绀、咳嗽无力、腹痛、出汗、分泌物增多等现象；

（3）保持呼吸道通畅，必要时进行气管插管或气管切开，保证患者的有效通气；

（4）及时有效清除呼吸道分泌物，预防肺部感染；

（5）合理应用抗生素、糖皮质激素、免疫抑制剂及抗胆碱酯酶药物，密切观察用药后的效果及不良反应；

（6）加强口腔、皮肤等基础护理。

十九、子痫的危险

1.相关因素

（1）初产妇，孕妇年龄<18岁或>40岁，多胎妊娠；

（2）有子痫病史及家族史；

（3）慢性肾炎、肾性高血压、糖尿病等；

（4）营养缺乏、低社会经济状况、肥胖；

（5）怀孕间隔不到2年或超过10年；

（6）通过体外受精的方式怀孕。

2.评估

（1）孕妇的血压控制情况，有无头痛、眼花、视物模糊、恶心呕吐等；

（2）孕妇有无抽搐；

（3）呼吸、意识及情绪变化。

3.护理措施

（1）积极治疗基础疾病，如糖尿病、高血压；将血糖、血压控制在正常范围内；

（2）定期产检，以便及时发现子痫前期，并进行系统治疗，防止进展为子痫；

（3）密切观察血压、脉搏、呼吸及体温，每日测量4~6次，记录出入量；

（4）遵医嘱正确及时应用解痉、降压、镇静、利尿等药物，尽量安排患者住单间、光线稍暗的病室，保持室内空气流通，减少声、光刺激，限制亲友的探视；

（5）治疗及护理操作尽量轻柔，相对集中，以减少对患者的干扰；

（6）嘱患者绝对卧床休息，加强落实生活护理；

（7）为防受伤，必须专人护理，床边加护栏，取下活动假牙，备好急救用物，如压舌板、开口器、吸痰器、气管切开包、氧气等；

（8）加强胎儿监护，持续低流量吸氧，注意观察有无阴道流血及宫底上升、腹痛等出现；

（9）遵医嘱对症处理，必要时遵医嘱及时终止妊娠，并告之家属，让其有充分的心理准备。

二十、自残

1.相关因素

（1）发展异化，通过毁灭来实现精神能量的释放；

（2）断绝期望；

（3）不良的发泄方式，冲动的极端想法；

（4）自残的快感，从痛苦中获得放松、刺激、兴奋；

（5）外界的压力；

（6）将自残看成是对自己的惩罚。

2.评估

（1）查找自残的原因；

（2）患者是否有焦虑、恐惧、否认等心理；

（3）患者是否以自我为中心，易出现自责、幻想、避退、遇事偏激，情绪易激动的现象；

（4）患者是否有外界的压力。

3.护理措施

（1）进行对症处理，对割伤者给予清创缝合及消炎治疗，吞食铁丝、铁片、牙刷柄者给予植物油及粗纤维促使其排出，或进行内窥镜取出；应防止消化道穿孔，必要时手术治疗；

（2）加强病房安全检查，定期或不定期进行安全大检查，做到有危险物品及时查收，加强危险物品保管工作，做到每班交接清楚；

（3）建立良好护患关系，多与患者交流，运用沟通技巧，多倾听了解其思想动态、情感变化，并及时予以治疗；

（4）集体心理治疗，入院后定期组织患者进行交谈，做好心理护理，互相交流经验，培养战胜疾病的信心，鼓励患者以积极态度面对现实；

（5）在心理上给予疏导，宣传疾病相关知识，鼓励患者树立生活信心，坚信只要树立坚定的信心战胜痛苦是可以实现的；

（6）对患者的觅药行为进行药物暗示治疗；

（7）做好家庭成员的思想工作，讲解家庭成员在患者治疗中的作用，家人应以耐心的态度，给予患者理解、关心、支持、帮助。

二十一、自残的危险

1.相关因素

（1）疾病因素：治疗效果不理想；出现严重并发症；入住 ICU 患者，严肃气氛、仪器密切集中、家属不能陪护；不能耐受治疗药物的不良反应；

（2）精神症状，焦虑、恐惧心理、绝望、预感性悲哀；

（3）意识障碍；

（4）护理管理不完善，沟通不当；

（5）工作、家庭、情感等方面的不顺心；失去自我照顾能力，对生活失去信心；

（6）自我形象紊乱；

（7）功能障碍性悲哀；

（8）睡眠剥夺、失眠。

2.评估

（1）预期事件：对离婚、生活方式的改变，存在危机；

（2）患者家庭存在的问题、应对技巧和目前的支持系统；

（3）照顾者的身体情况、角色、关系；

（4）患者自身对健康问题的认识、对治疗的信心，影响执行治疗方案的因素；

（5）日常生活的能力，如进食、穿衣、修饰、沐浴、移动和下床等；

（6）患者遵从治疗方案的能力；

（7）向患者/家属了解引起患者突然不合作的原因；

（8）目前的治疗效果与期望的效果做比较；

（9）患者意识障碍、恐惧焦虑的程度；

（10）检查患者是否按时服药；

（11）患者对睡眠困难原因的了解和可能减轻的方法；

（12）监测治疗效果。

3.护理措施

（1）强化安全培训：按照科室的专业特点以及安全防范标准，实施常态化的培训，深入提高每一位医护人员的安全意识，贯彻执行各项安全制度；

（2）加强护理安全的宣传工作，反复的对患者家属进行意外事件的教育工作，通过书面的形式让陪护人员了解意外事件的注意事项、后果以及危险，确保家属或者陪护人员能够了解意外事件发生的症状，及时上报临床医生，尽可能减少意外事件带来的严重后果；

（3）完善工作制度，患者病情评估、讨论、交接班、安全检查、巡视、"三查七对"等制度的落实，对意外事件的发生有着重要的防范意义，同时要做好各项制度的执行；

（4）若患者出现意外事件时，医护人员需要第一时间到达现场并实施针对性的救治，有效地评估病情后，确保能在最大程度上降低患者的损伤程度；

（5）重视患者家属的安抚干预，维持护患关系处于良好的状态，使矛盾明显减少，从根本上降低医患纠纷的发生率；

（6）探讨家庭成员的感受，确认有无生气、担心和不能解决的问题；

（7）鼓励家庭成员寻找增加应对技巧的信息和资源；

（8）鼓励其他家庭成员参与照顾工作，以减轻照顾者的压力；

（9）倾听患者表达生气或孤独的感受，对焦虑和恐惧表示理解，并结合实际情况给予安慰和帮助；

（10）尽量安排比较固定的护士提供连续性护理，加强与患者的沟通；

（11）对处于精神困境的患者要加强引导，不要强迫患者按照逻辑思维去解决问题；

（12）根据患者的接受能力，向患者解释疾病的过程及治疗信息；

（13）允许患者选择并参与制订自己的护理和治疗方案；

（14）帮助患者接受现实的健康状况，如虚弱、残缺、身体形象的改变等；

（15）给予患者表达内心顾虑、恐惧、感受和期望的机会；

（16）如果治疗出现副作用，向患者解释副作用能够得到控制或消除；

（17）安排有助于睡眠/休息的环境，如保持病房安静、温湿度适宜，减少白日睡眠的次数；

（18）协助自理能力差的患者洗漱、进食、大小便、个人卫生等生活护理；

（19）指导患者使用放松技术，如缓慢的深呼吸、全身肌肉放松、练气功、听音乐等；

（20）随时为患者提供有关医院治疗护理各方面的信息；

（21）与患者探讨个人的力量和可利用的资源；

（22）对患者主诉不适立即给予反应，采取相应措施。

二十二、自理能力受限

1.相关因素

（1）与疾病相关；
（2）需绝对卧床休息。

2.评估

（1）患者学习或完成自我照顾的能力；
（2）患者基本生活是否满足。

3.护理措施

（1）加强巡视，及时发现患者的需要；
（2）将呼叫器及生活用品置于患者伸手可及处；
（3）协助患者侧卧位进食，提供喝水或汤的吸管，及时倾倒剩菜；
（4）协助洗漱，如协助患者洗脸、手、脚、刷牙等生活护理，每日2次；
（5）保持床单位整洁、干燥、平整、舒适，必要时可进行床上洗头及擦浴；
（6）患者卧床期间，提供便器，倾倒排泄物，做好大小便后的会阴护理等；
（7）保持室内空气流通、清新，每日开窗通风3次，每次30min。

二十三、自杀的危险

1.相关因素

（1）躯体疾病的因素；
（2）医治意愿低；
（3）疾病带来的社会压力，抑郁和失眠；
（4）生存与应对信念、家庭责任以及对子女的牵挂；
（5）缺乏社会支持；
（6）有严重癌症疼痛和精神病史；
（7）有抑郁和焦虑症。

2.评估

（1）患者是否有经济压力和重大负性生活事件；
（2）管理制度方面：护理人员对患者及家属安全告知制度，保卫人员巡视制度；
（3）医院管理者的管理策略，护理人员对心理学及自杀知识、沟通技巧的掌握等。

3. 护理措施

（1）对高危人群，临床护士应加强护理观察，有自杀意念者，会不经意透露自杀线索，可以通过护理观察捕捉信息，自杀线索分言语线索、行为线索及某种状态综合征线索；

（2）护理会谈是对于个体的自杀企图和自杀意念的评估，采用开放式的临床会谈来收集资料，会谈确认患者是否有自杀的意愿；

（3）护士在观察到可能的自杀线索后，应立即报告护士长或医生，做好护理记录；

（4）加强交接班、采取支持性心理治疗和放松训练等措施，也可给予心理干预；

（5）介绍治疗成功的病例，鼓励患者与相同疾病但目前已恢复良好的病友相互交流，让患者看到自己治疗的希望，以增强对治疗的信心；

（6）让家属鼓励患者，让患者感到自己仍然被家人所需要、尊重，增强患者的责任感并认识自我价值；

（7）努力改变患者的认知，告诉患者要正视患病的事实，尽量调整心态，努力消除各种负面影响，从而树立起生活的信心；

（8）有严重自杀倾向的患者应24h无缝隙管理或请精神科会诊，专科医生参与专业评估和干预。

二十四、自我概念紊乱

1. 相关因素

（1）疾病因素：外伤导致身体某一部分丧失；疾病创伤导致容颜或体形改变；性生殖系统疾病或障碍；精神疾病；

（2）感知觉或沟通功能缺陷；

（3）心理、生理功能障碍；

（4）神经肌肉障碍；

（5）过度肥胖或消瘦；

（6）特殊治疗或不良反应；

（7）知识缺乏；

（8）偶发事件，危机，衰老，角色改变如失业、退休等。

2. 评估

（1）患者的文化和社会背景，家庭及社会的支持能力；

（2）患者及家属对疾病影响形体改变的承受能力；

（3）患者进行日常生活的能力，如食欲减退、睡眠障碍、运动迟缓等；

（4）患者情绪改变的程度，如焦虑、抑郁、注意力集中、易激怒等；

（5）患者自尊紊乱的影响因素、对自我认同的能力；

（6）患者认为自我形象在日常生活、社会活动、人际交往、职业活动中所受到的影响；

（7）可以觉察到的身体结构/功能的改变，和对现存的或觉察到的身体结构/功能变化所表现出的行为。

3. 护理措施

（1）与患者建立良好的信任关系，鼓励其树立信心，坚持完成全部治疗；

（2）以真诚、友善的态度接纳患者，给予患者关心、爱护、帮助，以取得患者信任，建立良好的护患关系；

（3）鼓励患者表达内心感受并耐心倾听，给予正面的引导；鼓励患者表达对疾病的治疗、进展和预后的真实想法；

（4）鼓励患者树立正确的人生观，以乐观的情绪面对现实；

（5）鼓励患者增强与疾病做斗争的信心，充分调动自己的积极因素，配合医护积极治疗，争取早日康复；

（6）指导患者改善身体形象的方法，如衣着合体和恰当的装饰等，鼓励患者参加正常的社会交往活动；

（7）提高适应能力，帮助患者及家属正确认识疾病所致的形体外观改变，提高对形体改变的认识和适应能力；

（8）情感支持，要以尊重和关心的态度与患者多交谈，鼓励患者以各种方式表达形体改变所致的心理感受；

（9）寻求家庭、单位、社会支持，共同给予关爱，给患者安全感；

（10）讲解疾病引起体形改变的原因，减少对生活、情绪的影响，减轻心理负担；

（11）对患者的努力和恰当的行为，要及时予以赞美和表扬；

（12）充分调动患者的主观能动性，发展个人特长，增强自信心；

（13）与家属沟通，帮助其了解患者的病情及家属对患者的重要性；

（14）切忌将不利患者的信息传递给患者，以免患者受刺激而加重病情；

（15）对举止怪异/有自杀倾向者应加强巡视，防止意外。

二十五、自我形象紊乱

1. 相关因素

（1）病理、生理因素：慢性疾病、严重外伤、丧失肢体或功能所致的外表改变；患神经症、神经性厌食等对外表的不实感；

（2）因住院、手术、化疗、放疗等引起的外表改变；

（3）肥胖、妊娠、不能活动对外表的影响。

2.评估

（1）引起改变的因素；

（2）对身体的否认反应、或部分排斥；

（3）自伤行为；

（4）患者主诉及伴随症状。

3.护理措施

（1）鼓励患者表达对目前的感受，尤其是与他感觉，思考和看待自我的方式有关的感受；

（2）鼓励患者询问与健康、治疗、治疗进程、预后有关的问题；

（3）承认患者对已存在的或感觉到的身体结构/功能改变的心理反应是正常的；

（4）保护患者的隐私和自尊，鼓励患者培养修饰的习惯；

（5）帮助患者适应正常生活、社交活动、人际关系、职业行动的改变，如经常表扬和鼓励患者以促进患者适应；

（6）帮助支持系统认识他们在患者心目中的价值和重要性，提供跟有相同经历的人在一起的机会；

（7）对于丧失身体部位或身体机能的患者，估计患者本人对这种丧失可能会做出的反应如否认、震惊、愤怒和抑郁等；注意他人对这种丧失的反应效果，鼓励与亲人相互交流各自的感觉；让患者倾诉他们的感觉和悲伤，用角色扮演帮助他们沟通；

（8）帮助决定采用外科整形手术来改变形象，尽可能快地用义肢/义体替换丧失的部位，鼓励局部观察、局部触摸；

（9）对于由化疗引起异常的患者，讨论脱发、停经、短期或永久不孕、雌性激素减少、阴道干燥、黏膜炎的可能；解释哪些部位毛发可能脱落（头，眼睫毛，眉毛，以及腋下，阴部和腿部的毛），解释这些毛发在治疗后会再生，但也许在质地上和颜色上有所变化；建议患者买假发并在头发脱落之前戴上它，向美容师请教怎样使假发看起来多样的诀窍；减少头发脱落；

（10）提供隐蔽的环境，关闭门窗，屏风遮挡，请无关人员回避；

（11）指导患者进行骨盆底部肌肉锻炼，以增强控制排尿及控制排便能力；

（12）观察排尿、排便反应，定时使用大小便器，建立规则排尿习惯；

（13）必要时进行手术治疗。

二十六、自主呼吸障碍

1.相关因素

（1）肺表面活性物质缺乏、肺泡壁表面张力增高；

（2）肺发育不成熟、肺不张；

（3）红细胞内缺乏碳酸酐酶，分解二氧化碳数量减少，不能有效刺激呼吸中枢；

（4）急性肺损伤、呼吸困难；

（5）胰岛素分泌过多；

（6）基因变异、缺陷，如SP~A/SP~B等。

2.评估

（1）引起呼吸窘迫的原因、诱因、发病时间，并积极消除；

（2）患儿呼吸的频率、节律、深度等，如有无呼吸急促、鼻翼翕动、呻吟、三凹症等；

（3）患儿精神状态，如反应、进食、活动等；

（4）患儿血氧饱和度、还原血红蛋白、动脉血气分析数值等；

（5）患儿行为表现，如肌张力低下、吸吮及吞咽能力差；

（6）患儿及家属理解配合程度；

（7）患儿能否维持自主呼吸，有无皮肤甲床发绀等；

（8）患儿吸入氧气后，缺氧症状有无改善、有无吐奶及呛奶等。

3.护理措施

（1）监测体温、呼吸、心率、血氧饱和度等，并随时进行再评估，认真记录；

（2）将患儿头部后仰，颈部伸展，保持气道通畅、给予正确体位；

（3）根据发绀程度选用鼻导管、面罩或头罩吸氧；

（4）遵医嘱给予肺表面活性物质，促进肺泡发育；

（5）严密观察病情，必要时遵医嘱给予CPAP辅助呼吸；根据血氧饱和度、动脉血氧分压及时调整呼吸机参数；

（6）保证液体和营养供应，适当补充电解质；

（7）关注血气变化，纠正酸中毒。

二十七、宗教信仰异常

1.相关因素

（1）性别：女性占大多数；年龄：从小开始宗教信仰；

（2）民族因素；

（3）政治面貌的因素；

（4）文化程度：文化程度不同，对宗教政策的信仰不同；

（5）健康状况的因素。

2.评估

（1）了解患者对健康信仰的认知和对身心造成的严重程度；

（2）习俗：如饮食习惯、沟通、语言禁忌、传统医疗、卫生习惯等；

（3）宗教活动：不同的宗教有哪些特定的宗教活动；

（4）社会环境：经济、教育水平、社会关系与社会支持。

3.护理措施

（1）饮食护理：为患者提供符合宗教要求的饮食；在确保保护患者身体不受影响的前提下，允许患者完成宗教要求的斋戒；

（2）服饰：在不违反诊疗常规的前提下，允许患者按宗教要求，手术、检查时保留部分衣服，减少身体暴露；

（3）卫生、环境的护理：关注患者宗教要求的卫生习惯，必要时协助患者完成宗教要求的个人卫生；为患者尽量安排符合宗教要求的病房环境；不影响正常诊疗及其他患者前提下，允许患者收听宗教音乐；

（4）治疗的护理：护士应知晓治疗方案中涉及宗教教规戒律的内容，讲解注意事项，并与患者共同制订相关的护理计划；

（5）尊重需求：护士主动与有宗教信仰的患者沟通了解宗教社交禁忌；护士应对有宗教信仰的临终患者实施具有宗教特性的临终关怀；

（6）护士为女患者护理时要特别注意保护隐私，在检查和操作过程中，要将患者床单位隔离并严密遮挡；

（7）自我实现需求：患者共同参与护理方案的制订，例如：患者能提供护理方面健康教育的知识，提高护士的宗教照护能力。

二十八、组织灌注改变

1.相关因素

（1）循环、呼吸骤停引起脑组织供氧障碍；

（2）脑水肿，脑缺氧；

（3）颅内压增高。

2.评估

（1）患者有无意识改变、神志不清；

（2）瞳孔变化，反射迟钝；

（3）生命体征有无改变，表现为心率加速或减慢、血压升高或下降；

（4）颅内压力是否增高，＞2kPa（15mmHg）。

3.护理措施

（1）评估患者意识状态、脑缺氧情况；

（2）严密观察患者生命体征，尤其是神志改变、瞳孔大小及对光反射，每30min1次；

（3）取平卧位，抬高床头10°~30°，促进回流，减轻脑瘀血与水肿；

（4）保持气道通畅，必要时吸痰或嘱患者咳出，并充分给氧，保证脑组织氧供，维持 S_pO_2>95%，血气维持正常值；

（5）迅速建立静脉输液通道，遵医嘱输入20%甘露醇、速尿等脱水、利尿剂，以减轻脑水肿、降低颅内压，必要时进行颅压监测，维持颅内压在0.667~2kPa（5mmHg~15mmHg）内；

（6）准确记录24h出入量，合理调节输液速度，保持水、电解质平衡；

（7）头部或大动脉处置冰袋，必要时予以冰毯降温，维持室温在30℃~32℃，从而降低脑代谢，减少耗氧，保护脑组织；

（8）移动患者时动作轻稳，予以翻身叩背每2h1次，但注意预防体位性低血压；

（9）躁动患者适当予以镇静并妥善约束，并注意约束部位的皮肤完好。

二十九、组织完整性受损

1.相关因素

（1）组织结构破坏；

（2）相关器官受损。

2.评估

（1）了解致伤原因、致伤因素、作用方式和部位、受伤时的体位；

（2）明确创伤的类型、性质和程度；

（3）生命体征变化。

3.护理措施

（1）监测生命体征变化，记录24h尿量，给予有效止血，并根据病情建立静脉通路；

（2）伤肢抬高制动，注意观察伤口有无出血、感染征象、引流是否通畅，肢端循环情况、定时更换敷料，注意无菌操作；

（3）闭合性软组织损伤患者，抬高或平放受伤肢体；注意观察皮下出血及血肿的变化情况，必要时给予冷敷；

（4）保持床铺清洁、干燥、平整，污染后及时更换；

（5）定时翻身每2h1次，减少皮肤受压，翻身时注意避免拖、拉、推、拽；

（6）选择性使用体位垫，指导饮食，增强营养，促进愈合；

（7）合理使用抗生素，并观察用药后有无不良反应；

（8）伤情稳定后指导患者进行功能锻炼。

三十、组织完整性受损的危险

1.相关因素

（1）与组织外伤后炎症刺激有关；

（2）与皮肤破溃、组织缺损有关。

2.评估

（1）了解致伤原因、致伤因素作用方式和部位、受伤时的体位；

（2）明确创伤的类型、性质和程度；

（3）疼痛、意识、运动等情况及其伤后病情变化。

3.护理措施

（1）保持床铺清洁、干燥、平整，污染后及时更换，避免局部刺激；

（2）按时翻身每2h1次，减少皮肤受压，翻身时避免拖、拉、推、拽等；

（3）做好评估，及时建立压疮风险评估、定时评分，班班交接，及时记录；

（4）使用糜子垫、海绵床、新型敷料等措施，预防性保护受压部位；

（5）定时检查身体各处受压部位，尤其骨隆突处皮肤，如有红肿、疼痛及时处理，防止继续受压；

（6）保持伤口周围皮肤清洁，及时清理渗液；

（7）做好饮食指导，增强营养，促进创面及早愈合。

三十一、坐起障碍

1.相关因素

（1）偏瘫、截瘫；

（2）帕金森病；

（3）髋关节术后，髋关节坏死；髋关节置换术后；

（4）梨状肌损伤。

2.评估

（1）了解躯干肌肉瘫痪的程度，能否保持直立；

（2）患者能否保持坐位平衡；

（3）患者自身的残疾情况；

（4）有无神经性疾病；

（5）病因和诱发因素。

3.护理措施

（1）保持床单平整、清洁，骨突处加用糜子垫，根据患者病情进行翻身，可辅助针灸、理疗等；

（2）指导患者洗漱、饮食及大小便等日常生活；

（3）鼓励患者食用营养丰富易消化的饮食，多饮水，多食蔬菜与水果等；

（4）平卧时，保持肢体于功能位的状态；

（5）鼓励患者床上运动，进行主、被动活动，如巴氏握手、桥式运动、坐位训练、坐位耐力训练及肌力增强训练等；（双手叉握上举运动即巴氏握手；桥式运动（仰卧位屈髋、屈膝、挺腹运动）：仰卧位，上肢放于体侧，双下肢屈髋屈膝，足平踏于床面，伸髋使臀部抬离床面，维持姿势并酌情持续5~10s）；

（6）指导患者深呼吸和有效咳嗽，遵医嘱雾化吸入，保持呼吸道通畅；

（7）根据患者病情采用合适的排便方式，养成定时排便的习惯；

（8）耐心倾听患者诉说，了解其心理障碍的程度，尊重、关怀和体贴患者。

参 考 文 献

1.冯梅.患者标准护理计划：外科分册［M］.长沙：湖南科学技术出版社，2002.

2.曲维香.标准护理计划：外科分册［M］.北京：北京医科大学中国协和医科大学联合出版社，1998.

3.中华人民共和国卫生部.临床护理实践指南［M］.北京：人民军医出版社，2011.

4.毕清泉，魏秀红，张小兆.内科护理学［M］.北京：化学工业出版社，2018.

5.李俊红，叶丽云.实用呼吸内科护理手册［M］.北京：化学工业出版社，2018.

6.罗松娜，吴怀兰.护理人际沟通［M］.北京：人民卫生出版社，2018.

7.王辰，陈荣昌.呼吸机支持技术［M］.北京：人民卫生出版社，2018.

8.吴欣娟.重症医学科护理工作指南［M］.北京：人民卫生出版社，2019.

9.储爱玲.新型冠状病毒肺炎护理手册［M］.合肥：中国科学技术大学出版社，2020.

10.张振香，蔡小红.成人护理学［M］.北京：人民卫生出版社，2014.

11.李小寒，尚少梅.基础护理学［M］.北京：人民卫生出版社，2016.

12.中华护理学会手术室护理专业委员会.手术室护理实践指南［M］.北京：人民卫生出版社，2020.

13.吴钟琪.医学临床"三基"训练：护士分册［M］.长沙：湖南科学技术出版社，2010.

14.全国卫生专业技术资格考试用书编写专家委员会.2020康复医学与治疗技术［M］.北京：人民卫生出版社，2019.

15.尤黎明.内科护理学［M］.北京：人民卫生出版社，2017.

16.林果为，王吉耀，葛均波.实用内科学［M］.北京：人民卫生出版社，2017.

17.王卫平，孙锟，常立文.儿科学［M］.北京：人民卫生出版社，2018.

18.崔焱，仰曙芬.儿科护理学［M］.北京：人民卫生出版社，2017.

19.谢艳玲.自杀评估与危机干预策略［J］.临床精神医学，2015，15（4）：239.

20.傅小玲，王择青，杨君.自然危险性评估进展［J］.临床精神医学，2005，15（1）：52.

21.楼高波，周璇，陈斐.综合性医院住院患者自杀风险评估及护理［J］.全科医学临床与教育，2014，12（6）：703.

22.马延芬，马明，施隆琴.瘫痪患者自残原因分析及护理［J］.当代护士，2008，5：63.

23.朱小燕，蒙慧芳.临床锐气伤的危险因素调查与预防措施研究［J］.基层医学论坛，2019，10：1672-1721.

24.杜维.职业护理人员危险因素与防护措施［J］.健康前沿，2015（10）.

25.卿文静，朱志良等.工人职业伤害与工人职业安全认知、职业安全态度和安全生产行为的关系［B］.实用预防医学，2019，9：1006-3110.

26.王辉.护理职业防护与安全［A］.北京：中国保健营养，2019，1：188.

27.白梅，杨莉.非致死性职业伤害危险因素的研究进展［J］,中国职业医学，2008，6（3）：512.

28.郑雷，宋晓琴，王增珍.建筑业男性农民工伤害现状及危险因素分析［J］.中华卫生劳动职业病，2010，6（12）：391.

29.马静，徐勇.中小型企业职业伤害的危险因素研究［M］.工业卫生与职业病，2008，4（4）：201.

30.吴睿.手术室护理职业伤害的危险与防护.中国临床护理［J］.2009，2（19）：1674-3768.

31.尚少梅，李小寒.基础护理学［M］.北京：人民卫生出版社，2017.

32.吕探云.健康评估［M］.北京：人民卫生出版社，2010.

33.全国卫生专业技术资格考试用书编写专家委员会.2020康复医学与治疗技术.人民卫生出版社，2019.

34.常万萍.试论宗教信仰对患者的影响及护理对策［J］.大家健康：现代医学研究，2013.9.

35.马晓媛，肖雅，田李星.创伤后多器官功能障碍综合征预警指标的研究进展［J］.中华创伤，2016，32（1）：89-92.

36.陈聪，毋凡，覃茂鑫.严重创伤后免疫炎症反应机制及相关临床干预研究进展［J］.中华创伤，2019，35（10）：953-960.

37.李玉梅.解剖钢板内固定治疗移位的尺骨鹰嘴骨折疗效分析及体会［J］.临床应用研究，2015，76（02）：77.

38.韦霞，覃琳.轮椅技能训练队下肢运动功能障碍患者日常轮椅使用水平和生活质量改善效果的系统评价和Meta分析［J］.中国康复医学，2018，33（10）：1199-1204.

39.林晓洁.创伤骨折脂肪栓塞综合征的早期监测与扩理［J］.护理研究，2017，14（11）：221.

40.葛道群，潘荣珠，卞丽艳.胫骨平台骨折合并腘血管损伤患者的围手术期观察与扩理［J］.现代临床护理，2020，19（02）：36-40.

41.李宁.患者标准护理计划：护理论断手册［M］.北京：科学技术文献出版社，2001.

42.石荣光.标准护理计划：实用骨科护理学［M］.北京：中医古籍出版社，2009.

43.宋金兰，高小雁.标准护理计划：实用骨科护理及技术［M］.北京：北京科学出版社，2008.

44.李仲廉，安建雄，倪家骧.临床疼痛治疗学［M］.天津：天津科学技术出版社，2017.